回帰の旅

一医学徒の世界

竹内一夫 著

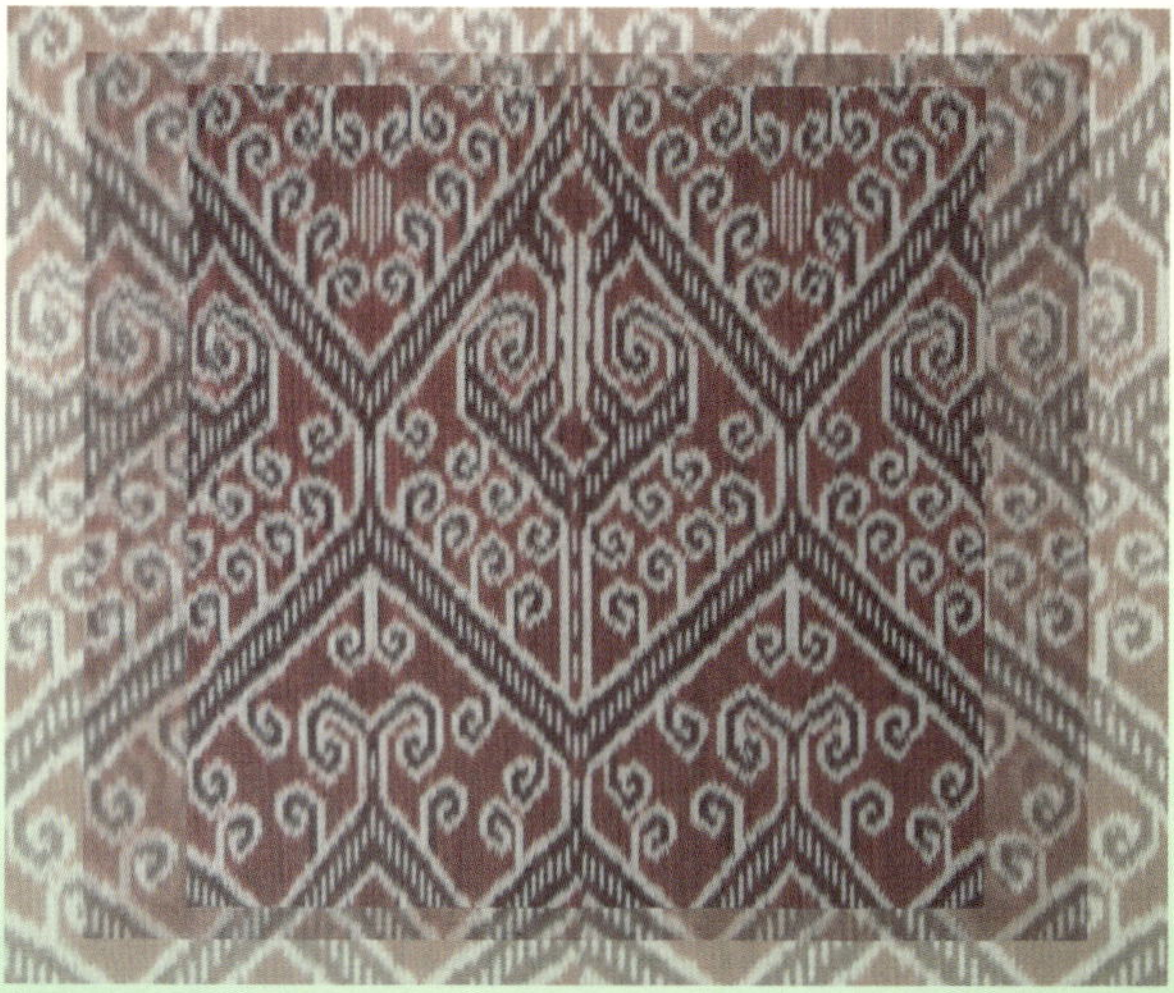

信山社
SHINZANSHA

●表紙写真について

表：ボルネオ島の原住民、イバン族の民芸品（イカット）

裏：マレーシア王国の記念品。儀式の際に使う、伝統的な武器

回帰の旅

目次

目　次

目　次

回《かい》帰《き》の旅《たび》——一医学徒の世界

Ⅰ　医学教育に望まれるもの

1 医学教育の行方

（一九八六年一月）

医育機関で働く者にとって、現代の医学教育の実情にはいささか当惑している。戦後いつの間にか詰込み教育が定着してしまい、改善されたとはいっても、相変らずのんびり教育では国試にパスすることは難しい。

最近、学生に教えすぎているのではないかとの声がきこえるようになったが、基礎医学はほどほどにして急増する各分野の新知識を次々と詰込まれる学生こそいい迷惑である。こんな方法で育った医師が中心になって、二一世紀の医療を支えるとなるといささか問題である。

そもそも、教育の成果を評価するには長い期間が必要である。戦時中の短縮のため、二年半しか授業を受けていない筆者らのクラスが、今になってその影響を感じることはまずない。それよりも、空襲中に空腹をかかえて教わったことは未だに忘れていない。それにも増して、人格・学識とともに優れた恩師を慕う気持ちは、その後四十年間決して衰えるものではない。

この頃の医科大学では、医学は教えても到底医療まで教える暇がないといわれる。各領域の分化は急速に進みつつあり、先頃までは外科の一分野にすぎなかった脳神経外科でさえ、今や腫瘍・血管・外傷・小児など細分化の傾向にある。したがって、逆に家庭医とかプライマリー・ケアなどへの関心も深まっている。一体、大学では学生にどこまで教える必要があるだろうか。われわれも現状に対応した理想のカリキュラムを求めて努力しているが、卒後にひかえている国試の出題傾向を決して無視することはできない。

幅の広い、奥行のある臨床医を育てるためには、少なくとも現行のカリキュラムを減らし、学生にもっと遊んだり考えたりする余裕を与えたいものである。自らの使命について、人間について、人生について、健康について、幸福について、また運命について十分に思索する時間を学生に与えることはできないものであろうか。

いずれにせよ、医学は自然科学の一分野であると同時に、社会科学および人文科学の分野であることをおもい起こすことが必要である。

2 新教育方針にそって

（一九八七年七月）

最近、国の内・外で「二一世紀の医師像」とか、「新しい医学教育」などの話題がにぎやかになってきました。また厚生省あたりでも急に「これからは量より質」などと言い出し、その変わりかたには驚いています。ただ、今や国家・社会のニーズに合った医師の養成が望まれていることはたしかで、その意味からも従来の医学教育に対する反省も必要でしょう。

それでは二一世紀に望まれるのはどんな医師なのでしょうか。簡単に言えば、倫理感・責任感・正義感にあふれ、しかも正しい判断力と十分な医学的実力と問題解決の能力を持った医師ということになりましょう。昨今は有名大学でも一〇～二〇パーセントの落伍者が出ているので、やはり入試のみでこれらの良い医師の卵を選ぶのは難しいと思います。たしかに入試の際に小論文や面接で、できるだけ医師への適性をチェックしていますが、米国の例をみてもなかなか容易ではないようです。したがって不幸にして適性がない場合には、入学後できるだけ早い時期に、方向転換を強く勧奨することも止むを得ないのではないかと思います。ただ何とか卒業しても、結局長い間国試浪人を続け、何回受験しても平均三〇点位しか取れないような同窓生が生まれてしまうことは、是非避けたいものです。もっと別の分野で有為な青春を送ってもらった方が、ご本人にも社会的にもどれ程良かったかもしれません。

医学は自然科学の一部門には違いありませんが、今や社会科学・人文科学との関連も重視されています。その意味で本学医学部の教育は総合大学の利点を生かして、今後できるだけ幅の広いものにしてゆきたいと考えています。

3 広い裾野

（一九七五年二月）

わが国で脳神経外科が独立した診療科目に公認されてからはや一〇年になる。その後認定医制度（現在は専門医制度）も発足し、今では卒後すぐに脳神経外科医としての訓練がはじまった人々も少なくない。昭和二三年に日本脳神経外科学会が発足したころと比べるとまさに隔世の感がある。当時は独立した脳神経外科の教室や診療科は皆無で、もちろんフルタイムの専門医も見当らなかった。しかしその後外科医の中から脳神経外科を専攻する人々が輩出し、今日では独立した講座も診療科も決して珍しくない。

今日のように学問が細分化し、専門化すると、昔は一般の外科医がすべて受け持っていた頭蓋腔・胸腔・腹腔内の手術も、それぞれ専門家達の手によって行われるようになった。もちろん質においてははるかに高度の診療が行われていることも事実である。したがって医科大学の新卒業生が脳神経外科を志す場合、修練中に脳神経外科以外の領域の知識を吸収する機会に恵まれなくなる傾向が出てきた。また若い人達もできるだけ早く専門的な知識や技術を身につけるべく急ぐあまり、直接関係のないような領域にあまり興味をもたず、ただひたすら専門領域にのみ注目し、先を急いでいる傾向がある。そしてすでに少し前までは広い外科学の中ではきわめて狭い専門的な部門とされていた脳神経外科の中で、さらに限られた特殊なテーマのみに興味をもっている人も見受けられる。また一方では定位脳手術や小児脳神経外科がすでに半ば独立したような形をとっているところもある。このように考えてみるとやはり少々細分化が進みすぎた感がないわけでもなく、最近では再び統合が叫ばれていることも首肯できよう。

臨床各分野に広い知識が要求される general practitioner も一種の専門医であるとの見方もあるが、そうかといって特定の領域で傑出した臨床家の姿はやはり広い裾野をもった富士山の形でなければならない。東京タワーやオベリスクのようなピークは、たとえそれがいくら高くてもはなはだ不安定である。それぞれの専門家が広い裾野をもっていれば、いかなる疾患に対しても十分対処できよう。一方東京タワーのような専門家であれば何人集ってもけっきょく全分野をカバーすることは困難である。

かつて脳神経外科の卒後教育について種々議論されたこともあるが、現在のところ二つの教育方針がある。一つは卒業後一定期間外科学をはじめ関連科目を修業した後に脳神経外科を専攻するもので、他は卒後直ちに脳神経外科に入り、修練中に一定期間を限り関連各科をローテイトする方法である。しかし広く臨床的な基礎知識を身につけることを忘れない限り、両者に大差はなく、指導者の方針によっていずれを採用することも差支えないように思われる。

　どの臨床科目についてもいえることではあるが、とくに脳神経外科はほとんどすべての領域と関連をもっている。これは臨床経験を積む程痛感されることで、身体のあらゆる臓器の腫瘍から脳転移が起こりうることからも理解できよう。またたとえば歯科・口腔外科なども頭蓋形成用のレジン板でお世話になるのみでなく、頭蓋底部の諸病変の際には耳鼻科や眼科などとともに診療に協力を仰ぐことがまれではない。泌尿器科にはCushing症候群の診療やcord bladderや尿失禁者の管理でしばしばお世話になる。ましてやneuro-otology, neuro-ophthalmology, neuro-endocrinology, neuro-anesthesiologyなど“neuro”と名のつく各科には毎日のように連絡がある。

　戦時中にある香水商がぜいたくな商売として閉店させられたことがあった。しかし間もなく蚊や蠅の駆除のため軍に迎えられて専門知識で大いに活躍したことがある。また同じ戦時中に英語は敵国語として学校でもあまり教えてもらえなかったが、やはり戦勝国のアメリカのように敵国の言葉の勉強をかえって盛んにすることが必要であったのではなかろうか。

　若い人に関連各科の知識を広く吸収するようすすめると、ときには医者に法律の勉強を強いるものだと反発されることがある。しかし私は良い臨床医になるにはやはり最小限の法律の知識さえ必要と思っている。最近のように医事紛争が増えてくるとなおさらであるが、法律を知っていることがどんなに役に立つかを理解してほしい。「専門バカ」といわれるような片よった specialist はけっきょく大成しがたい。

もちろん現今ではもはや広い外科学の全分野に通暁した大外科医になることはまず不可能であろう。たとえば広く国内・国外の関係雑誌に目を通すだけでもたいへんな努力を要する今日、どの領域にも常に一流の見識をもつことはいかなる秀才でも無理であろう。かといって卒後間もない修練中の人々があまりに狭い目標にかじりついて、関連各科はともかく、広い臨床分野の研修を怠ることは好ましくない。若い時代の吸収力は無限である。そしてその頃吸収した知識は将来必ず役に立つものである。たとえ目に見えて役に立つことはなくても日常診療上には直接・間接プラスになっている。各科の立派な専門医がそろっていて、いつでも協力がえられるにしても、やはり幅の広い専門医の診療はどこか優れているものである。

現在われわれの仕事の中でかなりのウエイトを占める neuro-radiology でさえ、今や欧米諸国では独立した専門家の手に移ってしまったところが少なくない。こうなると外科医はただ大工や肉屋の仕事をまかせられるだけになってしまうおそれもある。これから巣立つ若い脳神経外科医諸君、どうか日本で生れ、熱帯をしらずに水槽の中で一生を終わるエンゼルフィッシュにならぬように。

4　大学教育は量ではなく質

（一九九八年三月）

わが国のみならず国際的にみても、このところ医学・医療は目まぐるしく変化している。少なくとも平均寿命からみるかぎり、確かに近代医学の人類社会に対する貢献は高く評価されるであろう。しかしＷＨＯの掲げている「すべての人に健康を」のスローガンは果たして実現したであろうか。

一方、最近わが国でも大学改革の気運が急速に高まり、高等教育の様相は著しく変わりつつある。このような改革は医学教育にも例外なく波及し、全国八〇の医科大学はそれぞれ新しい医学教育の理想像を求めて鋭意努力をしている。

◆常識豊かな医師の育成には詰め込みよりのんびり教育

さて、医学教育における最近の変革の中で、まず挙げられるのは情報量の急激な増大であろう。

これは医学全般の進歩・発展によるところが大きいが、中でも各分野における細分化・専門化が強く影響している。したがって医学の基礎からすべての領域の最先端までを、従来から変わっていない限られた授業時間内に盛り込むとなると、どうしても過密教育になってしまうことになる。

筆者はたまたま太平洋戦争中に医学を学んだが、この時には繰り上げ卒業のため、旧制医科大学四年のところ正味二年半で卒業試験を受けた。その前の旧制高校も半年早く卒業しているので、高校・大学合計七年の課程を五年で済ましたことになる。しかし今から考えても高校・大学での授業時間が足りなかったとは思わないし、課外の学生生活も万事乏しいながら十分に楽しむことができた。勤労奉仕や軍事訓練も盛んであったが、むしろ今の医学生よりもはるかに充実した余裕のある青春時代を過ごしたように思える。

このような体験から考えると、大学教育は量ではなくて質であることがよく理解できる。大学生たる者は講義で聞いてないから知らなかったなどとは、決して言い訳をするべきではない。昔から大学は自ら調べ、自ら考える力をつけるところであったはずである。

高齢化時代を迎えた今日、なぜ今の若い人たちは揃って先を急ぐのであろうか。筆者の恩師である冲中重雄先生は「広い裾野」を医師に求められた。換言すれば「専門馬鹿」であっては困るということである。この広い視野には医学だけではなく、もっと広範囲の教養領域が含まれる。その意味でわが国の旧制高等学校の存在はたいへん有用であったと思うし、最近注目されている「飛び級」制度などは、良医の養成にはまったくそぐわないことであろう。花鳥風月を愛でる余裕を持った常識豊かな医師の育成には、詰め込みの過密ダイヤを避けて、ぜひとものんびり教育による、考える時間を与えたいものである。

◈鋭い推理力と綿密な思索力を高める環境作りが必要

医療の現場では教科書的な症例ばかりに出会うとは限らない。むしろ診断や治療の選択に迷う場合のほうが多いかもしれない。このような時にはまず経験がものを言うし、生涯教育も必要である。そして鋭い推理能力と、綿密な思索力が頼りになる。これらは従来の英才教育や偏差値重視の環境下では、決して育つものではない。

今や看護師にも専門制が取り入れられようとしている。これは臨床医学の専門化・高度化に伴った、不可避的な現象であろうが、境界領域や複数の病巣を持つ患者さんはいったい誰が責任を持って面倒をみるのであろうか。病める人々は彼ら一人ひとりの持っている苦痛を真に理解し、癒してくれる医師や看護師を待っているのである。画像やデータばかり眺めていて、患者さんとはあまり対話のないような医師は決して歓迎されない。

一六世紀のフランスの外科医、アンブロアズ・パレの言である「私が処置をし、神がこれを癒し給うた」を、早くから悟ることができるような医学教育の環境作りが望まれる。

このように考えてくると、わが国では医学教育の内容ばかりでなく、入学者選抜にも国家試験にも、さらに卒業後の臨床研修にも、考え直す余地があるように思われる。それにはまず文部省・厚生省の枠を取り払って、医学・医療の原点に立った大がかりな検討・改善が必要であろう。

5 医学教育と生命倫理

（一九九六年五月）

◇倫理教育の必要性

平成三年に大学設置基準の一部が改正され、(社)私立医科大学協会加盟の各大学でも種々の対応策が講じられている。中でも従来の医進学課程における一般教養科目については、六年一貫教育により、生命倫理教育を含めた包括的なカリキュラムの編成が可能になった。

ところで、自治医大の平山正美氏は、医師や医学生に対し倫理教育が必要な理由として、つぎの四項目を挙げている。すなわち、

一、疾病構造の変化により、慢性疾患が増加し、患者自身のセルフ・ケアや生きがい、クオリティ・オブ・ライフ、病気に対する社会・心理的因子等の重要性が高まってきたこと。

二、医療組織や器械の操作等が複雑になり、チーム・アプローチが必要になりつつあること。

三、先端医療技術の進歩・発達に伴い、新しい形の生命倫理や医療資源の配分をめぐる問題が浮かび上がってきたこと。

四、一般大衆の間に医療情報が浸透してきたことにより、患者側の人権意識が高まってきたこと。

などである。

医師と患者との間に求められる信頼関係は、特に最近になってあらたに取り上げられたものではない。古くから「医は仁術」といわれ、多くの患者に感謝され、信頼されている医師も決して少なくない。それがいつのまにか、新聞やテレビで毎日のように医師や医療に関するスキャンダルが報道されるようになり、今や社会の医師不信も目に余るものがある。平山氏は医師に必要な倫理として、

一、社会人としての公民の倫理。

二、医師としての職業倫理。

三、先端医療の発達に伴って生じた生命倫理。

を挙げている。この中で、最後の生命倫理こそ最近の医学の進歩に伴って浮かび上がった問題で、学際領域の多岐にわたる諸問題を包含している。しかしこれらの三項目は決して独立したものではなく、相互に密接な関係がある。

◆「匙加減」の悩み

近代外科の父といわれるアンブロアズ・パレの「私が処置をし、神がこれを癒し給うた」という名言は、謙虚な外科医の姿勢として高く評価されている。筆者自身も医師になってから今日まで五〇年の間に、生命の神秘、人間の運命、そして神の恵みについて、何度となく考えさせられてきた。昔から医師に委ねられた裁量は「匙加減」といわれる。この「匙加減」に苦労した挙げ句、予想外に好ましい経過を辿ったり、教科書的な常識に反して好結果を得た時などは、まず患者自身の「恵まれた星」とさえ思うようにもなってきた。

さて、その「匙加減」であるが、疾患の転帰や患者の運命を左右するような重大な判断となると、最後まで悩むことも珍しくない。もちろん最近は各種診断法の格段の進歩により、判断に迷うことはかなり少なくなった。しかし臨床経験が豊富になればなるほど、一〇〇パーセント正確な判断は難かしいことを知るようになる。迷った場合には、先輩・同僚や文献に頼ることはできても、最後はやはり担当医の学識・経験と人柄により、一人ひとりの患者について、きめ細かく慎重に判断されることになる。いくらインフォームド・コンセントと呼ばれる今流行の法的概念を尊重したとしても、この専門医師でも迷うような難かしい選択を患者側にのみ委ねることができるであろうか。ましてや専門外の第三者の助言は、むしろ無責任な雑音にしかならないことも珍しくない。

◆生命倫理教育の確立

このように医学上の倫理的判断は、判断を下す医師個人の全人格が関与する。すなわちその人の学識・経験はもとより、倫理感、価値観、責任感、宗教観、人生観、そして民族や祖国の文化に対する理解度などが、いずれも重要な要因となる。したがって今日のように急速に進歩した医学および関連分野が提起した諸問題に対処するためには、むしろ専門的・技術的知識以外に、文明や人間についての深い洞察力が必須である。つまり思想・歴史・文学などの広い人文的教養の裏付けなしには、良い医師にはなれないと言っても過言ではなかろう。

これまでのわが国の教育面を支配してきた偏差値第一主義の歪みは、医学教育にも少なからず影響を与えている。そのうえ、医科大学六年間に取り込まねばならない情報量は増加の一途を辿っている。しかも医師になるための関門として決して易しいとは言えない国家試験が控えている。このような環境でわれわれは果たして十分に生命倫理感を持った良医を育てて、世に送り出すことができるであろうか。大学卒業時にたいていは面接まである就職試験を受ける他の学部の学生と違って、医学生は国試さえ通れば、倫理感、道徳感、思想などはおかまいなしに医師免許を取得できる。

欧米では「高い身分には、道徳上の義務が伴う」とするノーブレス・オブリージュの精神が受け容れられている。わが国の武士道の精神にも通じるところがあるが、医学をはじめとする生命科学にも、人類愛に基づいた崇高な精神が望まれる。特に医師たるものは、地球より重い人命をあずかる誇りと使命感を、常に自覚していなければならない。そのためまず入試方法から手を着けて、ある医科大学では、従来の知識に偏重した方法ではなく、真に医師としての資質を持った学生を選抜する目的で、独自に作成した調査書にボランティア活動やスポーツ活動等を記載させ、志願者の大学以前の教室以外の活動を評価する選抜方法を行っている。また入学後も多くの医科大学で教養教育と専門教育の内容の有機的な連携が図られ、いわゆる一貫したカリキュラムが作成されるようになった。このような改革はひとえに柔軟にして冷静な思考力、高い知性と総合的な判断力、豊かな人間性を兼ね備えた人材を養成したいとの願いによるものである。

　ジョセフ・ゴネラ氏によるトーマス・ジェファーソン医科大学のカリキュラムの編成方針のうち、特に倫理面への配慮の要点は以下のとおりである。すなわち、

一、将来の医師が、人々のケアにおいて科学的のみならず人道的なアプローチができるようにする。

二、学生に科学における結論は常に流動的なものであることを示す。

三、社会における自己の責任を自覚しながら、物事を批判的、独創的に考えることを促す。

などの諸点である。

私立医科大学協会の教育・研究部会、卒前医学教育委員会が平成四、五年に行った調査でも、大学設置基準の改正に伴って、多くの大学で倫理教育まで念頭においた種々のカリキュラムの改善が考えられている。しかしこれらの新しい工夫による教育効果の判定には、なおしばらくの時間が必要である。特に個人個人の生命倫理感や医療適性の客観的・定量的な評価法なども、近い将来にはぜひ確立されるよう願うものである。

6 卒後教育に関する八章

（一九七五年七月）

一　卒後教育の必要性

現在までのわが国における医科大学の学部教育、すなわち卒前教育の実態をみると、卒後教育はどうしても欠くことはできない。ことにインターン制度廃止によってますます卒後教育の必要性は高まっているし、大学側は学部教育においていわゆる臨床教育までは手がまわりかねることを主張しているので、卒前教育と同じように卒後教育についても真剣に考えなければならない。

たしかに理想としてはとりたてて卒後教育を行う必要がない程卒前教育が充実してほしいが、これはわが国の医科大学の現状からみて全く絶望的であり又医学の特性からも不可能に近い。したがって一般の臨床医学常識さえ多くは卒後教育によるしかなく、更にその後一定期間の基礎および専門教育も卒後教育の中に含まれることになる。

◆二　今日までの卒後教育

今日までの卒後教育の大部分は大学病院においておこなわれてきたが、それなりの利点があったことは事実である。しかし一方では欠点も少なくない。ことに大学病院における講座制や各科毎のセクショナリズムは大きな欠点であり、卒前教育との一貫性も決して確立していない。ただ大学の医局における指導者層の厚さ、豊富な教材や文献などは大きな利点である。つまりこれによって耳学問でもある程度の収穫が得られるので、余り勉強しなくても医局に居れば一定期間後にはかなり成長することが多い。ただこれがかえって仇となって、自ら調べ自ら考える訓練がなおざりにされてしまう傾向がある。すなわち合理的な卒後研修としては甚だ不適当なシステムである。

◆三　卒後教育の具体的目標

個人個人の将来の目標によって卒後教育の内容はある程度変化すべきものであろう。しかしそのために卒後教育そのものが余りにも専門化されることは避けなければならない。やはり将来は如何なる専門分野に入るにしても、その基礎知識としては広い裾野が是非とも必要である。したがって卒後教育はある程度最大公約数的の、つまり画一的の教育になるのは当然であろう。すなわち将来専門とする科目以外の領域に関する教育も決して不必要ということはできない。しかし最近はとかく回り道をきらい、直接役に立つことのみを習得したがる傾向が強く、この辺の調整にはなお努力しなければならないであろう。ただこのようなことは、将来、或る専門領域のみを専攻せんとする人にのみ問題になるが、いわゆるＧＰすなわち全科診療の医師を養成するような場合はむしろ当り前のことである。

◆四　卒後教育の責任者

卒前教育の責任者はもちろん医科大学であるが、卒後教育のそれは現在ではもっと広い範囲に求めざるを得なくなっている。卒後教育が医師の技術的教育として実地診療に不可欠なものであるから、そのカリキュラムの編成や実施に責任をもつ者が当然必要になってくる。この責任者の認識の程度が卒後教育の成否の鍵を握っていると言っても過言ではなかろう。したがって卒後教育が大学・病院・診療所・医師会・学会などのいずれによって分担されるにしても、必ずしっかりとした責任者をおくことが望ましい。またその施設の長も、開設者も同じように正しい認識と深い理解が必要で、ことに経済的な面での支援が望まれる。そして教育に対するこれら管理者の正しい姿勢は、ひいては直接指導者となる若い医師群にも必ず良い影響を及ぼすものである。

◆五　教育病院の充実

卒後教育を分担する施設を教育病院と呼ぶならば、教育病院の充実にはまず経済的な問題があげられる。ことに現在のごとき低医療費政策によるしわよせのため、大部分の良心的な病院が多かれ少なかれ犠牲を払っている事実は、卒後教育最大の癌となっている。したがって病院の設立母体の性質、つまり官立・公立・私立などの別なく、一定の経済的援助が国家によって考慮されるべきであろう。

もちろん指導医の資格などについても一定の基準は必要であろう。またこの指導医が教育のため一定のエネルギーをさけ得るような余裕も望まれる。しかも教育病院と大学病院との間に活発なスタッフの交流が実現されるよう努力しなければならない。

修練医は全国的に公募の形をとり、広く優秀な人材を求めるべきである。またこのようなシステムが出来れば教育病院もその内容によって自然に淘汰されてゆくであろう。

◆六　「教育病院指定」について

すでに厚生省により教育病院指定が行われているし、内科学会でも専門医制度の教育病院が認定された。これらには当然一定の基準が考慮されている。しかしたとえば大学病院であるからといって無条件で認定されるようなことはせず、やはり病院である以上、一括して厳格な基準にあてはめるべきであろう。

最も大切な条件はその施設全体の教育に対する姿勢が正しくしかも熱意が十分あることで、教育スタッフの充実、図書室、検査室の整備状態などはむしろ従属的な問題であろう。

◆七　教育病院の協力態勢

教育病院と称する以上原則としてはその病院単独で十分な教育効果が挙げられるべきである。したがってもし全科にわたる教育が不可能ならば、もちろん科別に卒後教育を分担することも止むを得ないであろう。

しかし必ずしも綜合病院のみが教育病院として適格というわけではないので、系列病院という形で教育病院群をつくることも一案と思われる。もちろんこのような場合には一貫教育が実現できるよう、しっかりとした責任者をおかなければならないであろう。

◆八　教育病院のあり方

現在までわが国では真の意味での卒後臨床教育が育っていないが、それはひとえに医学教育制度乃至医療制度の欠陥によるものと思われる。したがってこれらの諸問題の改善なくしては残念ながらら卒後教育の確立もあり得ないといえよう。

如何なる教育病院でもその教育システムはその病院本来の診療体制や経営状態とはある程度きりはなして確立されねばならない。そのためには政府とか自治体の強力な支援が不可欠であり、やはり教育病院の任務は卒前教育を分担する医科大学に勝るとも劣らぬものであるという国家的の認識も必要である。

大学病院でさえ理想的な教育病院として出発するためにはなお多くの障害を乗越えなければならないが、それ以外の病院では一層多くの障害が存在している。ことに人材の面での沈滞はあらゆる障害の源になるものであり、教育病院における主要スタッフは当然医科大学の教員としての活躍が要求され、同時に卒前教育も分担すべきものであろう。逆に大学の教員も必要によって教育病院にどしどし出向してくることも考慮されねばならない。このようなシステムは欧米の先進国では極くあたりまえであるが、わが国でしっかりと軌道にのるのはいつの日であろうか。

7 台北の同窓会

（一九九七年一月）

尖閣列島の騒ぎの最中に、しかもあいにく沖縄近海に停滞してしまった台風二一号の上を往復ともに横切って、台北まで一泊旅行をした。台湾出身の留学生達の、第一回の同窓会に招かれたためである。

会場は、最近とみににぎやかになった敦化南路に面した、ソゴー太平洋ビル地階のイタリー・レストランである。生憎の暴風雨にもかかわらず、台湾各地からたくさんの同窓生が集まっていた。中には伴侶同伴の人もいるし、目下妊娠中で太鼓腹の人も混じっている。女性が多いにもかかわらず、それぞれ留学の経験を生かして、しかるべき職業につき、母国の社会に貢献している。

代表幹事の李君は日本語学科を卒業し、大学院国際協力研究科に進み修士課程を卒えて帰国したが、今はティファニー敦南店で働いている。おそらく殺到する日本からの観光客には、彼の留学歴は大いに役に立っているに違いない。また、社会科学部を卒業した孫君は日系企業で活躍しているし、日本語の教師になっている人も三人いた。いずれにしても、帰国した卒業生達がそれぞれ楽しく、元気に活躍している姿を見て、教学の責任者として一安心したところである。

わが国で大学教育の国際化が叫ばれてから久しいが、今や日本の大学・研究所などに在籍する留学生は少なくない。彼らは種々の困難を克服して勉強し、各自それなりの収穫をもって帰国してゆくが、われわれはそれから先についても是非、関心を持ちたいものである。

欧米の諸大学では、帰国した留学生らに毎年クリスマス・カードを送っているところがあると聞くが、日本の大学でそのようなアフター・サービスをしているところは知らない。とかく批判の多いわが国の国際協力の姿勢を、考え直すヒントになれば幸いである。

8 近況報告

（一九九三年一一月）

最近、「大学設置基準」が改正され、大学教育の国際化もうたわれています。このような流れに影響されたわけではありませんが、小生は最近、マレイシアのサラワク総合病院（首狩り族で有名なボルネオ島サラワク州クチン市にある国立病院）における救急医療の向上をめざした、ＪＩＣＡのプロジェクトに関係し、特に途上国に対する国際協力の難しさを痛感しています。

最近はＰＫＯとかＯＤＡなど、毎日のように新聞の紙面に出てきますが、日本は国際貢献に関する限り、まだまだ後進国です。したがって、相手国も概して経済的な面での援助を期待しているにもかかわらず、医療技術まで本気で日本から学ぼうとしているようには思えません。もちろん、わが国の高い水準はよく知っていますが、意外なところにわれわれの気がつかなかった問題がありました。それはマレイシアの旧宗主国であるイギリスの影響です。

つまり、この国では医学教育も医療制度も未だに英国流です。若い医師はみなイギリスに留学するように望んでいます。そうすれば、帰ってからそのままハクがつき、資格もとれ、給料も良くなります。しかし無理して日本に来ても、そのような特典はありません。日本語を覚えて、物価の高い日本へ行っても、たしかに勉強にはなるかも知れないが、決して将来の生活レベルも懐具合もよくならない、というのが彼らの言い分です。

　マハチール首相がしきりに「ルック・イースト」政策を打ち出し、外から見る限りイギリスの影はすっかり薄れているように思えるのですが、とても簡単にぬぐいきれないようです。このような目に見えない壁があることもプロジェクトがスタートしてみて初めてわかった次第です。しかしマレイシアなどは良いほうで、国によってはもっと大変だとも言われます。とまれ、すべて相手国の事情をのみこんでいないと、うまく行かないことはたしかです。

　それにこの国では医師の数が少なく、そのためわれわれの援助もなかなか効果があがりません。最近わが国でも国際協力の専門家や実務者が盛んに養成されていますが、皮肉なことに、近い将来医師過剰になるのを恐れて、すでに医科大学の定員は削減されてしまいました。しかし、途上国に出かけ積極的に医療貢献を希望する若い医師を、本当はもっと養成すべきではないでしょうか。

9 学位雑考

（一九九四年）

「学士様ならお嫁にやろか」と言われたのは百年も前のことである。しかし今では博士号でさえ昔ほど人気がないようである。その代わり臨床医学の分野では専門医の資格のほうがはるかに値打ちが出てきた。もっとも科目によってはあまり苦労しないでも簡単に取れるので、たいした看板にならないかもしれないが。

最近、大学審議会において学位制度が見直され、学士・修士・博士が揃って学位として位置づけられ、しかもこれらの学位の種類は廃止され、専攻分野は括弧の中に付記されることになった。これは教育・研究の多様化、学際領域への展開など時代の趨勢に対応した処置と理解されるが、一方ではようやく国際的なスタイルになったとも言えよう。

さてこのような変革は、留学生を積極的に受け入れている学部や大学院国際協力研究科を持つ本学に、如何なる影響を与えるであろうか。現在、わが国に学んでいる外国人留学生の大部分はアジア諸国出身者で占められている。本学でもこの比率は同じである。そしてこれらのアジア諸国がわが国の学位に対して如何なる評価をしているかについての調査結果も、同時に念頭に置かなければならない。

日本の博士号の有用性については、国によってかなりばらつきがあるものの、概してアメリカの学位のほうがより価値が高いと思われている。しかも学位取得については、かえってわが国のほうが難しいとの印象を持たれている。このような結果はアジアの発展途上国における情報不足や言語問題に関係が深いと思われるが、旧宗主国との関係やわが国にも根強く残っている欧米崇拝の傾向も忘れてはならないであろう。

わが国の学位制度はこのたびの改正によって一応国際的な歩調をとることとなったが、古き良き時代の「博士」から、より社会に開かれた親しみやすい称号に変わりつつあることは確かである。

Ⅱ　医師を目指すには

10 地道に毎日の勉強を

（一九七六年一二月）

医学部の教育にも理想と現実がある。今迄に見聞した欧米や東南アジアの諸国でも、国によって、また大学によってその実態にはかなり特色がある。しかし何処でも医学生達はそろって勤勉であり、高学年生は医師と区別ができない程よく働いていた。ひるがえってわれわれの過ごした学生時代を想いだしてみても、また最近のわが国の医学生をみても、彼らほどには忙しくないようである。

たしかにせめて学生時代位はのんびり勉強できればそれが一番よいであろう。卒後教育でみっちり仕込めば、よい医者を作るのもそれ程むずかしくない。しかし現実には卒業と同時に受験しなければならない国家試験が、近頃では大分難しくなってきた。つまり外国並になったということであろう。とにかく医師免許証を取得するにはこの試験に合格しなければならない。もちろん満点をとる必要はないが、せめて六五点位はとれなければ医師になることはできない。

以上のような理由から、大学における教育の目標は、当然のことながら国家試験に合格できるレベルが最低線ということになる。学生の中には、ほうっておいても自力で十分このレベルに達することのできる者も少なくない。しかし一方では何時になっても勉強に欲が出ないで、毎日を無為に過ごしている者も沢山見受けられる。自ら考え、調べることはおろか、講義そのものもろくにこなすことのできない者は、果して医師になるつもりがあるのであろうか。このような学生は「無気力学生」と呼ばれ、どこの大学でも処置に困り、悩みの種となっている。開業医になれば、自分独りで診療しなければならない。誰の助けも借りられない。それなのに大学では他力本願、何時か、誰かが何とかしてくれるだろうとの甘い考えの学生が余りにも目につく。そんなわけで自分から額に汗して努力しなければ、到底医師になれないことを始終繰返し教え込まねばならない。

いずれの分野でも共通のことではあるが、医学ではとくに富士山のように広い裾野をもった知識が要求される。たとえいくら傑出していても東京タワーのような知識では決して良い医師にはなれない。その意味で教養科目も基礎医学も、臨床医学と同様に重要である。若いうちはあらゆる機会を利用して、あらゆる分野の基礎知識を吸収しなければならない。近頃の学生は一般に目先のことばかり考えて、最小限の労力で最大限の収穫を得んとする傾向がある。したがって試験問題の予想とか、採点・評価法などについて異常な程神経を使っている。その反面地味に毎日の勉強が将来どんなに役に立つかをすっかり忘れている。いや近い将来、自分達が直面しなければならない国家試験にさえ決して一夜づけの勉強などは通用しない。大学における六年間を真面目に勉強したかどうかを判定するのが国家試験であり、その意味では医師になれる最小限の基礎的な実力があるかどうかを査定するものである。

〈インタビュー〉

11 入試小論文について大学側の意向を探る

（一九九一年）

杏林大学　竹内一夫学長インタビュー

◇医師の資質と小論文入試

小論文入試について大学側は、真実どういう印象を持ち、受験科目全体の中で、どういう位置付けをしているのか。また、小論文の勉強は、医師を目指す学生にとって本質的に必要なものなのだろうか。私立大学医学部を代表して、杏林大学の学長であり脳死研究の第一人者でもある、竹内先生にお話をうかがった。

◇医師への適性を見るのに小論文試験は重要な鍵になる

―学長から見られて、小論文試験の良さというのはどこにあると思われますか。

竹内　うーん、それはやはり、学力だけじゃはかれない、医師への適性を見るのには、小論文試験が重要だということでしょうかねえ。

―では、杏林大学では、小論文を重視されておられる……。

竹内　重視という言葉がどういうものを指すのかは知らんけれど、まあ、ウエイトはかなり高いということですかね。ウエイトは……。

―小論文試験まで残す受験生の数も多いということですか。

竹内　そうですね、合格定員が九〇名で、だいたい三〇〇名ぐらいが二次で小論文試験を受けるから、定員の三倍強の人が受けていることになるんですかね。

―学長は、学生の書いた小論文を読まれることなどありますか。

竹内　うーん、ぽつぽつだけどもね……。

―印象に残ったものなどありますか。

竹内　そこまで言えるほどは読んでない。

―学生の論文に少しは目を通されているということで、漠然とした印象もお持ちでしょうが、どうでしょう、良い論文答案を書くには、学長はどんな訓練が学生には必要と思われますか。

竹内　そうですねえ。私は、小論文試験のためにこういう本を読めっていうようなことをあえて言うよりも、日記をつけることをすすめたいですね。日記をつけるっていうことは、小論文を書くうえで非常に有利じゃないかっていう気がしますね。

――日記ですか……。

竹内　今の若い人で日記つけてる人がいるかどうかは知らんが、昔、僕らの頃は日記ってのはね、学校でつけろ、つけろってさんざん言われたんですよ。

――それは学長がいつごろのことですか。

竹内　小学校の頃からずっとですね……。

――大学の頃もですか。

竹内　大学の頃は日記つけろとはさすがに言われなかったけれど、日記っていうのは、小学生の頃から癖になっていればいいんじゃないかって気がするんだねえ。それから、まあ手紙でもいいんです。手紙でも同じようなことだと思うんですねえ。

――書くという姿勢を身につけるという点で。

竹内　そう、要するに自分の考えをちゃんと表現するということ、〝書けるという〟訓練を積むことですかね。

――読書はどうですか。

竹内　小論文の文章題の場合には、あるものを読んで、それの言わんとしていることを正しく把握するってことですから、読書力も非常に重要なわけだよね。その読書力を身につけるために私は何を読めとは言わない。ためになる本なら何読んだっていいと思うんだがね。マンガ本じゃダメということですよ。それからテレビ見てたんじゃ実力はつかないということだね。

――学長のお考えになる、ためになる本というのは……たとえば……。

竹内　もうそれは、日本の古典文学から始まって……。

――夏目漱石ですとかそういった……。

竹内　夏目漱石はもちろんだけどもね、他には森鷗外とか志賀直哉とか……。それからロシア文学やドイツ文学でもいいんです。トルストイもいいしですね。ゲーテの『ファウスト』でもいいし……。

　僕らの頃はね、それ読んでなきゃはずかしい、皆と一緒に話ができないというようなことでした。

――話題についていけないと……。

竹内　そう。それから、ちょっとシャレた人はもう西田幾太郎、鈴木大拙まで読んでたわけですねえ。高等学校の段階で。

――いわゆるデカンショが流行った頃ですね。

竹内　そうそう、で、それがやっぱり今の新制になった教育には欠けてるんじゃないかって気がする。それからもう一つは、医者になるのにデカンショが必要かという非常に打算的な考えになってるわけですねえ。

――学生たちは、いわゆる目先のことに追われている……。

竹内　僕らは学科と直接関係のない勉強が、みんな医者になるための基礎として、何らかの形で役に立ってると思うんだけど、今の人たちは非常に打算的な傾向があるようですなあ。

――生物、数学の勉強に追われて、それどころじゃないっていうのもあるかもしれませんね。

竹内　ところが、じゃあ生物だって言えば、メンデルだとかダーウィンだとか、そういうものに関して、『種の起源』とかを本当に読んでるかというと、読んでないんだよね。生物っていっても、試験に関係あることしかやっていない。だから、まあ私はできるだけ、そういう近視眼的な人は排除したいと考えてる。

――遠く先を見つめられる人を求めておられる……。

竹内　うーん、じっくり物事に取り組んでやっていける人を、やはり選びたいですね。

◆生命倫理とはまったく無縁な内容も医学部小論文入試には出る！

――実務的で細かいお話で恐縮ですが、小論文のテーマはどのようにお決めになってるんですか。

竹内　出題者が出す。

――出題者というのは、何名で構成されているわけですか。

竹内　複数だよ。

――複数で……一〇名ぐらいの……。

竹内　いや、そんなに多くはない。

――四、五人ぐらいですか。

竹内　一〇人以下です。

――それらの方々が協議をされて、出題される。

竹内　協議はしない。よって、お互いに誰がどんな問題を出したかってことは知らんのですよ。

――採点はどういう形態でやられてますか。

竹内　担当の採点者が複数で採点して、それを平均した数ですよね。

――そうすると、三〇〇通あるわけですから、二、三日で何人かの人で読まれて……。

竹内　点数というのは採点した人の数だけ、出てくる。だからそれを平均するわけです。

――公平になるように平均値をとられるわけですね。

竹内　それ以外に点のつけようがないわけですよね。ただある程度、その採点がデコボコしないようにー応採点の基準というようなことは申し合わせするわけですけどね。

――誤字はマイナス何点とか……。

竹内　そうそう、そういう意味でね。

――あと、論旨が一貫しているかとか。

竹内　まあ、そういうことですな。

——具体的な出題で言いますと、杏林大では八七年にですね、「自らを律する力」というのを出されまして、それから八八年が「我が師を語る」というテーマで、それから八九年が、『現代社会百面相』という鎌田慧《さとし》さんの文章を題材にされた出題なのですが……。私が思うに、少し傾向がつかめないという感があるのですが……。

竹内　おっしゃるとおり（笑）。

——そのあたりは、あえてそうされておられる……。

竹内　傾向がなきゃいけないかってことだよなあ（笑）。ただ、医者の学校だから、比較的、生命倫理に関するテーマが出やすいということはあるだろうね。同時に、医者の学校だから生命倫理に関するテーマを出さなきゃいかんてこともないと思うんですよねえ。

◆受験生によって得手不得手が出るのは小論文のテーマとして適切ではない

——今日は〝脳死研究〟の第一人者である学長にせっかくお会いできたので、小論文の題材とも関わる、脳死に関するお話もおうかがいしたいのですが、私個人の考えとしては、脳死について八〇〇〜一〇〇〇字で学生がまとめるというのには無理があるように思うのですが、そのあたりはいかがですか。

竹内　それは、あなた、学生なりにまとめることは可能だよ。

——そうですか。

竹内　うん。

――たとえばどういう形で……。

竹内　学生がね、道端で犬が死んでいる、あるいは猫が車にひかれて死んでるっていうのは、もう学校の行き帰りに見てるわけでしょ。だから、死というものに対しては、あの年になると、身のまわりでも年寄りが死んだとかですねえ、そういうことは経験してる人もいるわけです。

――同級生がバイクの事故で死んだとか……。

竹内　うん、だから〝死〟というものについてじっくり考えたこともあるだろうと……。ところが脳死というのは普通の死と違って、心臓はまだ動いているんだと、体はまだあたたかいのだと……それに対して、自分はその状態をまだ生きていると考えたいというのであればそれでいいわけです。これは考えたいという願望なのであって、自由な行為であるから自分の意見として出して、ちっともかまわない。

――自由に考えてよいということですね。

竹内　ただ一方では、もう意識がなくて、脳の働きが、まったくなくなっちゃって、器械によって生かされてるんだから、生きている人間とは見えないという考えの人もいるだろうと思う。それを自分の考えで打ち出せばいいんで、何が重要かっていうと、意見が正しいか誤りかの判断は第三者にゆずるとしてですな、自分の意見を言うということですよ、自分の意見を。

――要するに、いろいろな経験から、脳死というものを自分なりにどういうふうに思うかを書けばいいわけですね。

竹内　まあ、いろんな経験がなくてもいいんだよ。それから、例の鷗外の『高瀬舟』を読んだ経験のある人などは、安楽死について、それなりの考えもあるだろうし、たとえば失恋して、もう私は「生ける屍」だと言って悲観している人は、五体満足でも、もう精神的なショックのために、屍だって表現してるわけだからね、そういう形で前途に希望を失った人が、まあそういうことを言うことだってあり得るわけだし、僕は、何が重要かってことをわきまえていれば、書けると思うんだよねえ。どういう答えを出さなきゃいけないってことは、僕はないと思う。

――個々人によって違う答えであるのが当然であると……。

竹内　うん。ただもうひとつはね、医学部に入る前に、入学試験の段階で、生命倫理のことを書かなきゃいけないってのは、ちょっと学生に酷だっていう気もするんだね。

――大学に入ってから学べばよいと……。

竹内　そういうことは、医学部に入ってからわれわれの講義を聴いて、卒業の時点で生命倫理が十分、わかっていればいいという考えもあるわけですね。だから、必ずしも、その生命倫理の問題が医学部の入学試験のテーマとして適切かどうかってことは言えないと思うね。何らかの哲学的な考えは持ってほしいと思うけどね……。

――癌の告知というような問題はいかがですか。

竹内　それもね、自分の身内に、そういう例があったかなかったかでずいぶん違うんだよね。

家族が健康者ばかりで、病院なんかに行ったことないっていう人には、わからんのだよねえ。

──なかなか実感がわかない。

竹内　だから、なるべくね、そういう偏った問題は私は出したくない。というのは受験生によって、得手、不得手が出るような問題はね、一般的じゃないって気がするんだよねえ。だからそういう意味じゃ、自然破壊というようなテーマのほうが、より一般的であると思うね。

──学生が平等に同じスタートラインで書ける題材がいいと……。

竹内　まあ、今よくテレビに出てくるのは、ゴミ戦争だよね。あるいは交通問題とかねぇ。それから、まあボランティアなども非常に重要なことだと思うんですがねえ。

──福祉みたいなテーマですね。

竹内　そうですね。高齢化社会とかね。

──福祉というテーマで書かせて、文章に表れるものというのは、医者になる資質があるかどうかを見るのにいいですか。

竹内　僕は何をやるにしてもいいと思いますよ。医者だけに限らない。僕はね、医者にしか向かないというような人は、やはり医者になっちゃ困ると思う。どこへ持って行っても通用する人じゃないと、やっぱり医者になるのはまずいんじゃないかと思うね。

──幅の広い人に医者になってもらいたいとお考えなわけですね。

竹内　要するに「専門馬鹿」っていうようなことじゃ困るわけだ。なまじっか、ちょっと数学が解けるとか、英語がちょっとできるとかっていうことだけで名医になれるって保証はないわけです。

――最後に小論文の話から離れて、総論的に学長におうかがいしたいのですが、これからの医師に必要なものとは何でしょうか。

竹内　あの、いつの世でも同じですけれど、医者に、ことに臨床医になるためには、強靱な体力と強靱な精神力を共に備えている者が望ましいわけですね。だから、体力に自信がない人は、やっぱり医者になるべきじゃないと思うし、それから精神力というのは、やはり医師というのは、人のピンチに立ち向かうわけだから、ピンチの状態にある人の心のよりどころになれるだけの強さを持ってほしいね。

――自分も一緒に動揺しちゃしようがないわけですね。

竹内　自分が病気だったり、精神的に悩んでばかりいたら、とうてい、病人の味方にはなれないからね……。やはり、体力と精神力、これに尽きるねえ。

――本日は、どうも貴重なお話をありがとうございました。

〈書　評〉

12 『最後の診断』A・ヘイリー著

（一九八二年一〇月）

『最後の診断』Arthur Hailey著／永井淳訳

〝コールマンは思った。ここが病理学の始まるところであると同時に、終わるところでもあるのだ。ここはわれわれがいかに無知であるかという事実に、否応なしに直面しなければならない辺境だ、ここが知識の限界であり、いまだ知られざる渦巻く海の暗い岸なのだ、と。彼は静かな声でいった。「ええ、両方ともはっきり断定しています。ボストンのドクター・コリンガムは『標本は明らかに悪性』、ニューヨークのドクター・アーンハートは『この組織は良性。悪性の徴候なし』といっています」

沈黙が訪れた。やがてピアスンが、ゆっくりと、力なくいった。「アメリカの最高権威二人に相談した結果が、一方は悪性、一方は良性という判定をくだしたというのか」――彼はコールマンの顔を見た。その口調には皮肉な響きこそあったが反感はなかった。「やれやれ、ルーシー・グレンジャー（整形外科医）は今日じゅうに答えを聞きたがっている。とにかく答え、それもはっきりとした答えを出さねばならんだろう」彼は歪んだ笑いをうかべていった。「どうだ、いっそ神にお祈りしたいような気分じゃないかね？」〟

〝コールマンはうなずいた。ピアスンが切断を決定したことに異論はなかった。老人（ピアスン）が今いったように、だれかが決定をくださねばならないのだ。それでもなお、彼は明日おこなわれる切断手術が本当に必要なのかどうか疑問だった。もちろん、それはいずれ明らかになることだった。切断された脚が病理にまわってくれば、悪性の診断が正しかったかどうかは解剖で明らかにされるだろう。ただ不幸なことに、そのときになって誤診であったことがわかっても、患者にとってはもう手遅れなのだ。外科手術は四肢切断の多くの効果的な方法を学んできたが、それを元に戻す方法はまだ一つも知らされていない。〟

臨床医学における診断の難しさは、一般には余りよく理解されていない。たしかに最近の目ざましい進歩によって、昔は到底診断できなかったような病変が容易に発見できるようになった。しかし未だにわれわれが頭をかかえてしまうような症例に遭遇することも決して稀ではない。本書の題名にもなっているように、著者アーサー・ヘイリーも恐らく老病理学者ピアスンを登場させて、現代医学のかかえている苦悩をえがきたかったに違いない。

〝コールマンは一語一語慎重にいった。「例の看護学生――脚を切断した女の子ですが、今朝脚を解剖してみました。やはりあなたの意見が正しくてぼくが間違っていました。悪性でしたよ。あれは疑いもなく骨肉腫です」

老人は何もいわなかった。何か遠くに思いを馳せているような印象を与えた。やがて彼はゆっくりといった。「そうか、誤診じゃなくてよかったよ。少なくともあの診断だけは正しかったわけだ」〟

本書は米国ペンシルベニア州バーリントンのスリー・カウンティズ総合病院を舞台にした医学ドラマである。したがって登場人物は各科の医師、看護師、診療補助員、患者はもちろん、病院の理事、管理部長、栄養士、雑役夫、死体管理人まで多彩である。また検査、手術、医師会議、死因研究会など、病院内でのあらゆる行事も描写されている。しかし何と言っても主役の一人は、先に出てきた六六歳の病理学者ピアスンである。

彼は三二年間もこの病院で働いてきた功労者である。若いころは精力的な研究者として知られ、過去に州病理学会の会長も務めたこともある。ただ永い間に病院の仕事が多くなりすぎて、一人の人間が全部の手綱を握り続けるのは無理になってしまったわけである。したがって、本書の冒頭には臨床側から病理診断の停滞に対する切実な苦情が提起されている。とかく大きな総合病院になると職種が多彩となり、それぞれの業種間はもちろん、診療各科の間にさえ深い谷間が出来るものである。よほどの協調精神がなければ、すべての機能が円滑に運営されなくなる。

いずれにしても病院の最終目的は、病める患者を治療し、看護することであり、このような谷間が患者にはねかえることが最も恐ろしいことである。その意味でこの病院にも次々と改革の機運がみられ、結局はこの老病理学者も自ら辞職してゆくが、最後に後任のコールマンにのこした忠告が著者の主張を総括しているように思われる。

〝ピアスンは話すのをやめ、コールマンはじっと続きを待った。どうやら老病理学者は話すことによって自分の過去の一部をもう一度生きているようだった。彼はふたたび話しはじめた。「つぎの日も、そのつぎの日も雑務で手いっぱいだから、新しい医学知識を学ばせるためには、ほかの人間を外へ出してやる。そのうち調査や研究もやめてしまう。昼間の働きすぎで夜はくたくたに疲れてしまって、専門書など読む気もしなくなる。そしてある日ふと気がつくと、自分の知識がすっかり時代遅れになっているというわけだ。その期におよんではもうやり方を変えようにも手遅れなんだよ」

胸がいっぱいになったらしく、声がとぎれた。ピアスンはコールマンの腕に片手をかけた。「身をもってそれを経験し、時流に取り残されるという過ちを犯した老人の忠告を聞いてくれ。決してわたしの二の舞にはなるな！　その必要があったら、押し入れの中に閉じこもれ！　電話や書類から逃げだして、本を読み、学び、聞き、時流に遅れないようにすることだ！　そうすれば彼らも君には手が届かないし、『彼はもうおしまいだ、使いものにならんよ。過去の人間だからな』などといわれることもない。なぜなら、きみは彼らと同じくらい――あるいはそれ以上に物を知っているからだ。そして知識に伴って経験も豊富になる……」〃

最近の医学の進歩は実にめざましい。医科大学での教育はまず基本的な問題が優先され、それにそれぞれの分野の最新の知識も加えられる。しかし「卒後教育」「生涯教育」の重要性がさけばれているごとく、年々新しい知識をとり入れてゆかねばならない。卒後十年も経つと、大学で教えられた内容がほとんど変わってしまうものさえある。したがって、良い医師になるためには不断の勉強が必要で、いくら勉強してもそれで十分というわけにはゆかない。

良い医師、とくに臨床家になるためには、また精神的な余裕も必要である。そのため自分の専門分野の勉強のみに偏っていると、うっかりするといわゆる「専門ばか」や「世間知らず」になってしまう。したがって医学書のみならず、文学書にも美術書にも適当に接し、常に教養を身につけ、常識を養ってゆかねばならない。先に述べた病理診断の難しさに類する難問題は他にもいくらでも例がある。そして、関係する医師の判断が人命も含めて人間の幸福を左右する場合が決して珍しくない。このような事例に遭遇した場合、自分の持っている知識だけではいかにも解決が困難の場合がある。本書の例のように、最高権威に持ち込んでさえも意見が分かれることもある。

人間の全智全能をかたむけた最善の治療をすべての患者に施したいとの理想は、すべての医師がもっている悲願であろう。しかし実際にはいわゆる「誤診」をはじめ、日常の診療行為に対する反省の機会は珍しくない。このような事実を考えれば、医師と患者の間の信頼関係のみがわれわれの医療行為を支持してくれるものであろう。したがって豊富な学識・経験に加えて、医師個人個人の優れた人間性が望まれることになる。

本書に描き出されたごくありふれた総合病院内の様々の出来事を通じて、医師を志す諸君に、医学の道のきびしさを改めて考え直してもらえれば幸いである。

13 Career Choiceについての提言 —— 臨床医学の立場から

（一九八六年二月）

医学生が在学中に進路を決定する必要があるかどうか、はなはだ疑問である。もちろん個人的な事情もあろうが、一般的にはあまり早くから進路を決めてしまうことには賛成しがたい。なぜならば、一口にいっていわゆる「専門馬鹿」になってほしくないからである。そもそも近代医学の進歩には、専門化傾向が大いに貢献したことは事実である。しかし、それはあくまでも広い裾野をもった高度の専門領域の進歩を意味するもので、人体を対象とする限りいかなる専門分野でも他科の知識なしには済まされない。その意味で医科大学における教科はあらゆる分野に及び、すべての試験にパスしなければ卒業することもできない。したがって、在学中から特定の領域のみをいくら勉強しても、一般的な基礎知識が不十分ならば、まず医師になることもできない。医師免許証には、決して専門は記入されていないことからも理解できよう。

進路決定にあたって最初の岐路は、基礎医学と臨床医学との別であろう。これとても将来どちらかがまったく不要になることはまず考えられない。また、卒後まず基礎をやってから臨床に入ることもあるし、その逆の場合もある。そしてそのような経歴が、むしろ長い医学界における生活史にとってはプラスであると考えられている。つぎにもし臨床医学をとるならば、内科系と外科系に大別される。在学中に進路を考えるならば、せいぜいこの辺まででではなかろうか。

内科・外科などいわゆるグローセ・ファッファ（大科目）に入ったとしても、最近では多岐にわたるサブ・スペシャリティに分れる傾向がある。もちろんクライン・ファッファ（小科目）に入れば、はじめからかなり狭い専門領域に首を突っ込むことになる。もし卒後研修も十分やらず、これらの専門領域に入ってしまうとすると、その人はまず大成し難い。近頃は消化器を専門とするのではまだ広い方で、上部消化管または下部消化管、そして時には食道・胃・肝・胆・膵・小腸・大腸・肛門などの区分がそれぞれ専門化の対象となる。それほど狭い領域に早くから入ってしまえば、患者全体として、あるいは病気全体としてながめる気持にはまずなれないのではないか。またメッサー・ザイテ（外科系）に入るのに外科総論も知らないというようなことが起ってしまうおそれがある。

少なくても臨床医には、まず人間性の豊かな人物が好ましい。同時に患者一人一人の気持もよく理解できねばならない。その意味で医師こそ何でも体験し、広い知識が要求される。よく良医たるには法律にふれないことは何でもやってみろといわれるが、まさしくその通りである。したがって、最近の過密カリキュラムでは十分な余裕とてないが、やはり「よく学び、よく遊べ」の原則を守り、できるだけゆとりのある学生生活を送ってほしい。

さて、進路決定の時期であるが、これにもかなり個人差があろう。決して何年生までに決めねばならないということはないのではなかろうか。卒業前に決まれば結構であるが、ローテート方式の卒後研修をしているうちに、後悔のない真に一生の進路として選べるような領域を探すこともできよう。この場合、信頼のできる師を選ぶことも重要なことであろう。また、やはり最初からあまり狭い専門領域を目指すよりも、まず内科・外科のような広い領域に入り、そのうちにより専門的な方向を定める方が、自然であろう。

いずれにしても、最近ではかなり狭い専門領域に入ってからでさえも、それぞれの領域における内・外の文献情報を十分にこなすことが難しいほどに、生涯教育の質と量が増えてきている。したがって、医学のすべての領域における最新の知識を身につけることは不可能ではあるが、少なくとも学生時代にはできるだけ広く、万遍なく医学全般について学ぶ姿勢が必要ではなかろうか。どんな高い峰も富士山のごとく広い裾野をもってこそはじめてその立派な姿を誇ることができるものである。

〈対　談〉

14 私の教育談義

（一九八五年三月）

急成長を続ける最近の医学の中でも、脳神経外科の進歩はめざましいものがあると言われています。今日は日本脳神経外科学会の次期会長に選ばれていらっしゃる、杏林大学医学部長の竹内一夫さんをお招きし、医者と患者のコミュニケーションの問題、また教育者としてのお立場など、修業時代の経験談をまじえお話しいただきました。聞き手はＮＨＫの迫田朋子アナウンサーです。

◆脳死と対決

――今、竹内先生は厚生省の脳死に関する研究班の長をなさっていらしてたいへんお忙しいわけなんですが、死の問題が今世間でいろいろ話題になる、関心が持たれている、ということについては、先生の立場からどういうふうに思われますか。

竹内　そうですね、脳外科というのは日本では比較的新しい分野ですが、それを私が始めようとした頃に友人から「脳外科はやめろ」と言われました。「なぜだ」というと、「死亡率が非常に高い」と。同じ外科でも、他の科に比べればはるかに死亡率が高いというわけです。

――患者さんで亡くなる方が多いという事ですね。

竹内　ええ、そうですね。要するに、難病が多いという事になるのだろうと思うんですが。医者としてそんなに働きがいのない事はないんじゃないかという意味ですね。確かに当時はそうだったわけです。極端な事言うと死亡率百パーセントとか五〇パーセントというくらいに悪口を言われていたわけです。

　ですからそういう意味では私達は人間の死というものと、非常に関係が深かったわけですね。ところが死亡率五〇パーセント、百パーセントというものを少しでも少なくしようと努力すれば、当然脳死という事がそこに起こってくるわけなんです。それはなぜかというと、呼吸が止まるという現象がしょっちゅう起こる、そこで人工呼吸をする。で、昔は今みたいに良い人工呼吸器がなかったので、私達は患者さんの上に馬乗りになって、胸を圧迫して人工呼吸したわけです。ですから私の記憶では、自分が人工呼吸してもらいたいぐらい疲れちゃった事もあったくらいですけど（笑）。

そういう努力を重ねた結果、やはり呼吸は保つ事ができたけれども、心臓がついに止まる時期が来るというように、脳死という期間が臨床ではいつも経験されていたのです。

近代脳外科がスタートしたのが一九〇〇年頃と言われているんですけれども、その当時からそういう状態に対する記載があったし、また私達は戦後脳外科を始めてからずっと、病棟で脳死の患者さんというものを経験してきたわけですね。それで、脳死になってしまえばやがて必ず心臓も止まるから救えない事が確実になります。だから脳死にならないような努力をするという事を、ここ、三〇年以上やってきたわけです。

ですから私が脳死と関係が深くなったというんですけれども、脳死をつくろうとしているんじゃなくて（笑）、脳死にならない努力をしてきた結果が、こういう立場になっているというふうにいえるんじゃないかと思うんです。

◆蘇生の可能性がある限り

——普通の人にとって、死と言いますと、本当に身近な方が亡くなる時にその死に立ち会って、いろいろ心を痛め、悲しみにくれるわけですね。先生のお立場ですと、人間の死という事に数多く立ち会われて、感覚としてだんだん変わってくるものなのでしょうか。

竹内　そうですね。結局息を引きとるとか脈がふれなくなる、というような単純な表現で死を決める事が難しくなってきたということでしょうか。それはなぜかといいますと、蘇生術というのがあって、飛行機でいうと低空飛行で今まさに地面にぶつかるという時に、何か特別な方法で、機首を再び上に向けるという事ができれば、その飛行機は墜落しないですむのと同じように、人間の死戦期といいますか、瀕死の状態の時に、ありとあらゆる手を尽くす事によって、その患者さんが救われるという事がままあるわけですね。ですからそういう手段を応用する事を怠れば、患者さんはそのまま死に向かってしまうわけです。家人を遠ざけていろんな器械を持って来て、というのは、言い方によって非常にその、むごいように思われるかもしれないけど、それによってなんとか蘇生の可能性というものがあるんだと。つまりそれが百人に一人であっても、非常に貴重な成果になるというふうに私達は考えるわけです。

――そうすると、ありとあらゆる手を尽くして、百人の患者さんに対処した場合に、九九人はやはり亡くなってしまって一人は助かったと、そういう事ですか。

竹内　そうですね。この頃、病院に着いた時に息がもうない、心臓も止まっているというのがよくあるんですね。それを着院死というんですけど、その着院死の患者さんが来た時に、もうこれは終りだといって、何もしなければそれっきりなんですけれども、そこで心臓マッサージやったり、人工呼吸をしたりすると生き返る可能性があるわけです。生き返って、しかもその人が社会復帰できるという事がやっぱりあるわけですね。それが多いかというとまだ多くはないけれども、ただやる価値はあるという事です。その百人に一人の可能性というものは、私達の目標として、忘れる事ができないわけなんです。

——手を尽くしてだめだった時の、お医者さんの人間的な感情といったものはどうなんでしょう。

竹内　だめだった場合には、やる事をやったという状態であれば、それほど悔いは残らない。ああいう事もやればよかったとか、こういう方法があったんじゃないかというような事であれば、悔いが残るかもしれませんけれども、全力を尽くして治療して、なおかつ救えなかったという場合には、これはもう天命に従う以外にはないという事になると思うんですね。

——人間の死というのは、医学とか科学で考えられる事以上の面がもちろんありますよね。そうすると、お医者さんという立場を離れる所が随分あるんじゃないですか。

竹内　その通りですね。これは医者を長くやっていればやっているほど、その患者さん一人一人に持って生まれた星というものがあるというふうに考えるようになりますね。ですから、教科書通りの経過をたどる患者さんも沢山いるけれど、教科書に書いてある事と、全く相反する経過が見られる場合もけっして珍しくないんです。例えば、これはもう絶対に助からない、と思える患者さんが助かるという事が、医学界ではそんなに珍しい事ではないと思うんです。

◆なんとなく外科の道に

――そもそも仕事としてお医者さんを選ばれたのはどういう事からだったんですか。

竹内　なかなかそれを一口でいうのは難しいんです。たまたま、私の父は歯科の開業医で、まあ、そこの長男ですから、日本流に言えば、後継ぎという事が当然考えられるわけですけれども、私の父は、その点では極めて、私に対して影響力がなかったわけですね。

――そうなんですか（笑）。

竹内　要するに強制された事は一つもないわけです。小学校を卒業し、当時の中学校に入って、最初の別れ目っていうのが中学校から高等学校に入る時の文科と理科のどちらかを選ぶという事があったわけです。で、私自身は当時いろんな文学書も読んでいましたし理科も好きだったので、まあ、どっちでもよかったという事ですけれども……。

当時の高等学校というのは、たとえ理科に進んでも文科系の科目が沢山あったわけです。ですから、全く文科系の勉強から遠ざかるというような寂しさはなかったわけです。そういう事で理科には何の抵抗もなく入ったと言えるでしょう。

では、理科に入ってどうするかというと、だんだん戦争が激しくなって、ついに太平洋戦争になったわけですから、工学部がブームになりました。私は工学部にも行けたし、理学部にも行けた、もちろん医学部にも行けたわけです。

たまたま高等学校時代の先生の中に、細胞分裂に関して、とても私達に興味をもたしてくれた先生がおられて、その先生の影響で生物学、ことに細胞学というものに私は興味を持ったわけです。で、私は本当は、その細胞学をやりたかったんですが、戦争にはどうも、いきなり細胞学じゃ役に立たないという事で、一歩譲って、戦争にも役に立つ職業で、しかも細胞学もできるというと、医学が当然考えられるわけです。ですから、とりあえず医学をやって、余裕ができたら細胞学でもやるかという事が、医学に入ったいきさつになるわけです。

――ただ先生の場合は外科ですね、外科というのは、やはりお医者さんの中でも相当体力もいるし、しんどいお仕事じゃないんですか。

竹内　そうですね。これも医学を選んだと同じように、なんとなく外科に入っちゃったというような事になるんでしょうが（笑）。

――そうなんですか。

竹内　私、子供の頃、医学に入る前はですね、病院のような所に立ち入る事も嫌いだったわけです。

――ああそうなんですか（笑）。

竹内　消毒のにおいを嗅ぐと気分が悪くなる、というぐらい気が小さかったんです。ですから医者になってもあんまり血を見る事のないような仕事をしたいと思ってました。例えば放射線医学なんていうのはそういう点では非常に良いわけです。私自身も物理が好きだったから放射線医学をやろうという気があったわけですけれども……。

ところが不思議な事に医学部卒業まぎわに、結局私が師事する事になった外科の大槻先生という教授がおられたわけですけれども、その先生の手術を見て、あまりにも見事な手さばきと、あるいは、その大槻先生の患者に接する態度というものが、非常に立派であったという事に感激しまして、つい、大槻先生の門をたたいたというのが、私が外科に入る第一歩になったわけです。

ですから私の母なんかもあんなに病院を嫌っていた子供が、自分の息子が、一番血なまぐさい所に入ったと言って驚きました。それで、いったん外科の医者になってしまうと、プロ意識といいますか、手術なんてのはなんでもなくなるわけで、脳貧血おこすなんて事も全く経験しなかったわけです。

◆スキンシップが大切

——例えば、医局で先生から教わるわけですね。どういう形で教わるんですか。

竹内　これいろいろと批判もあるんですが、私達が入った頃の大学の医局生活っていうのは、一種の寺子屋的な教育だったわけです。先生がいて、先輩がいて、同僚がいて、後輩がいるというような一つの大世帯だったわけです。つまり毎日毎日の生活がすべて教育だったわけです。今日は何を教える、明日は何を教える、てな事じゃなくて、集団生活、あるいはチームワークを組んで病気と戦い、ある研究をするというふうでした。時には一緒に野球やったり、一緒に飲みに行ったりという生活の中で、お互いに切磋琢磨するという事ですね。ことに自分の先生と仰ぐ人達とのスキンシップによって、いつとはなしに教育を受けてきたという感じでした。ですから良い事も悪い事も先生に似てくるという事をよくいわれるんですけれども。確かにそういう面があると思うんですね。

――大学の大先生といわれる方々ですよね、教えて下さるのは。そんなに身近に接する事ができるんですか。

竹内　先生によってもいろいろな先生がおられるわけですから……。たまたま私が接した先生、ことに大槻先生は、確かにそういう点では近づき難い威厳がありました。しかし先生は後に私が虎の門病院に移った時の院長でもあられたわけで、その頃の先生はすっかり変わっていらっしゃって、私達の仲人もしていただいたぐらいです。その次に、大槻先生が退官なされた後に、清水健太郎先生という脳外科の専門の先生が教授になられました。清水先生は年も当時お若かったし、気さくな先生でして、遊ぶ事も勉強する事も一緒にという主義だったんで、本当のスキンシップの生活が、それから始まったというふうにいえると思うんです。まあ手術なんかも脳の手術の場合には、術者とその助手というのは、体をつけ合って、頭をぶっつけ合って手術するというのがしょっちゅうですから、本当のスキンシップができたんじゃないかと思いますね。

――スキンシップといいますと、親と子、母親と子供が接して、子育ての時にスキンシップが必要ですよ、というようないい方をされますけれども、そういうのと同じでしょうか。

竹内　全く同じだと思います。ですから私自身が清水先生から得たと同じように、今、私自身が若い人達と一緒にスキンシップで毎日働いているわけです。従って私自身が病気になった場合、あるいは手術してもらう場合には、そのスキンシップによって育った人にやってもらいたいと思いますね。それが一番理想だという事になるんじゃないかと思うんです。

――患者さんと接する仕方も大槻先生、清水先生から教わったというふうにおっしゃいましたけれども、どういう点だったんですか。

竹内　お二人は全く性格も違うわけですけれども、それぞれいろいろと長所があるわけです。例えば大槻先生なんかは必ず患者さんに痛いか痛くないかと聞くんです。ある針を患者さんに刺すような場合、「痛い？」と聞くわけです。それは要するに大槻先生という方は並はずれて患者さんに同情があるという事ですね。それに対して、清水先生は非常に明るい方で、ちょっとした冗談で患者さんの気分を引き立てようとなさるわけです。いわゆる江戸っ子で、ウィットに富んだ会話ができる方なんです。誰でも脳外科病室に入って頭の手術を受けるなんていう時は悲嘆のどん底、恐怖にかられているわけですね。そうすると、ちょっとしたそういう大先生の励ましの言葉、あるいはジヨークによってどんなに救われるかわからないわけです。そういう事の一つ一つから私達みんなが日常生活の中で教わっているんだと思うんです。

――今よく患者さんとお医者さんのコミュニケーションがなかなかうまくとれなくて、医師と患者の間に不信感がうまれていると言われていますが、そういう事って大切ですね。

竹内　おっしゃる通りです。この頃情報過多といいますか、いろいろな検査が行なわれまして、受け持ち医はその検査のデータをにらむ事で患者さんをにらむ暇がなくなっちゃったわけです。ですから患者さんとのスキンシップが非常に少なくなってきたといえると思うんです。私は医療の根源というのは、患者さんと医者との間のスキンシップにあるのではないかと思っております。それはなぜかというと、患者さんにすれば自分の命を預けるわけですから、そのお医者さんとの心の触れ合いがなければ、とてもじゃないけど頼めないだろうと思うんですね。

――ただ患者さんの立場に立つというのは、言葉では簡単ですけれども、実際は難しいでしょうね、やっぱり。どうなんでしょうか。

竹内　健康なお医者さんですと患者さんの身になるという事はなかなかできないわけですね、実際に。私も非常に健康だったんですけれども、医師免許証をもらって三八年目で初めて入院生活をしたわけです。これは不覚にもかぜをこじらせたという事なんですけれども、入院してみると、お医者さんに対して患者さんがどんなに頼るかという事が良くわかるんですね。まあ今頃気が付いたんじゃ、時すでに遅いんですけれどもね（笑）。

◆急成長した脳外科

――ところで、脳外科というと、外科の中でも一番注目されているところだと思うんですが。

竹内　脳外科が注目されているといっても、もう既に小学生でも脳外科というものを知っている時代になってしまっていますね。これは私達にとっては隔世の感があるわけです。それはなぜかといいますと、私の大学時代は脳外科なんていう科目は特に教わらなかった、教科書もなかったという時期ですからね。

――そうなんですか。

竹内　ええ、戦争が終ってアメリカ医学の影響が非常に強く出てきて、日本でも大学病院などにぼつぼつ脳外科ができるようになってから、まだ三〇年そこそこだと思うんですけれども。ですから私が大学の医局にいる頃に、外から電話がかかってきて、脳外科学教室というと農芸化学、農学部の農芸化学教室につながっちゃうというふうだったんです（笑）。東大の交換台でさえその程度だったんで、ましてや世間一般の人の間では脳外科なんてものにはほとんど認識がなかったんですね。

それがたまたまベン・ケーシーというかっこうのいい脳外科医のテレビ番組がしばらく続いた

り、それから交通事情が激しくなって、交通事故の犠牲者が増えたというような事で、脳外科医の必要性が社会に認められるようになった。従って日本の脳外科は交通事故のお陰で急成長したといっても過言でないと思うんです。

本来ならば、脳外科というのは脳腫瘍の治療を第一の目的として育った学問なんですけれども、その後外傷とか、最近では脳卒中に対する外科的な治療といったものまで、どんどん守備範囲を広げてきたという事で、今おっしゃるように有名にはなったわけですけれども。

――脳外科の手術をテレビなどでちょっと見たりすると、なんかすごく細かい手術のようですね。

竹内　そうですね。まあ本質的には体中どこの手術でも、手術という事には変わりないと思うんです。ですけれど、なぜその脳外科が特殊であるかというと、脳であるがゆえに、手術の方法、あるいは手術に対する心がまえが、他の部分の手術とかなり違うという事なんです。それが非常に大きな点であって、歴史的にみると、ドイツなんかではお腹の手術の方が先に発達したんです。腹部内臓外科の手術の大家達がついでに脳にも手を出したんです。それでみんな死んじゃったんです。さっき話した死亡率一〇〇パーセントというのは、腹部内臓外科の大家、当時そっちの方では世界一流の人達が脳の手術をして、一〇〇パーセント死んじゃうという事があったわけです。それはお腹の手術の感覚で脳の手術をする事に間違いがあったわけです。それで、ハーベイ・クッシングというアメリカの脳外科医がその違いを非常に強く感じて、脳は特別な方法で、特別な考えで手術しなきゃいかん、という事を強調したのが近代脳外科のスタートになるわけです。

――その脳外科の手術なども、清水先生から教わったんですか。

竹内　そうです。全くスキンシップで教わったんです。もちろん手術に関する本も沢山ありますけれども、その本読んだからって手術が上手になるわけじゃなくって、実際に手をとって、教えてもらう事が、手術が上手になる秘訣なんですね。それに清水先生の手術を見る、あるいはその助手を勤めるという事で、自分がやらなくても、いつの間にかできるようになるんです。不思議な事にですね……。

◆無駄な時期も必要

――今の若い医学生達もそういう方法で学んでいるんですか。

竹内　それはですね、今、様変わりが激しくて……、私達の頃はそうやって清水先生の手術を手伝って覚えたんですけれども、今の人達は自ら手を下さないと満足しないんです。ですから逆にですね、今は若い人達に手術をやらして、私達がそれを手伝うという形になっているんです（笑）。

――それは何の変化なんですか。

竹内　そうですね、今の若い人達は非常に先を急ぐんじゃないかという感じがするんです。私がいつも不思議に思っているのは、人生が五〇年といっていた時代から今はもう、人生八〇年というふうに長生きできる時代になったわけですから、そんなにあくせくしなくてもいいんじゃないかという事なんです。ところが若い人達の気持ちというのは、早く一人前になりたい、育ちたいと焦っているように見受けられます。

　私も旧制高等学校の生活をした者としていうわけですが、旧制高等学校の良さというのは一種の無駄があったという事だと思うんですけれども。今は無駄というものをものすごく嫌うんです。ですから早く先へ先へ進みたいと……。やっぱり長い人生から考えると、その無駄の時期というのも絶対必要なんじゃないかという事なんです。

◆臨床医学は社会と密着

――竹内先生のお話を伺ってますと、先生はまっすぐに、特に無駄もなくいらしたような気もしますけれども（笑）。そんな事はないですか。

竹内　ええ、そういう意味で私は無駄をしたとか、回り道をしたとかという事はないんですけれども。先程の、旧制高等学校の生活とか、医局生活というのも私は一種の無駄だと思うんです。どちらかというと非常にのんびりした教育なんです。つめ込み教育じゃないわけです。医局の生活というのはよく〝ぬるま湯〟っていうんです。入ったら出られないっていうんでね（笑）。ところがその医局の生活をして勉強しなけりゃそれでもいいんです。それでも過ごせるわけです。ですけど勉強しようと思えばいくらでもできるわけなんです。私も結果的には医局に一二年いたんですけれども、一二年間、駆け足をした覚えは全然ないわけです。持ち前ののんびりした気分で、のんびり勉強したという事なんですね。

――また特にお医者さんというお仕事の場合は、そういった医学の事だけではなくて、それ以外の事も沢山知っておいた方が良いという事もあるでしょうね。

竹内　まあ今の医学、特に臨床医学は、同じ自然科学の中でも社会と密着しているという事ですから、なんでも世の中の事を知っていないと名医にはなれない。ことに患者さんの心理状態なんていうのは様々ですからね。いろいろな職業、いろいろな立場の人達、あるいはいろいろな年齢の人達が患者さんとして入ってくるわけですから、その一人一人の気持ちを理解してあげるには、かなり博学じゃなきゃいけないと思うんです。今までの私の経験からいうと、法律にふれない事なら何でも経験しておいた方がいいんじゃないかと……（笑）。

例えば脳卒中というのは、麻雀をしている最中に起こる事がよくあるんです。ところが、私自身が麻雀を知らなけりゃやっぱりわからんわけです。麻雀をしているとどんなに精神的な負担がかかるのか、あるいは徹夜でやればどれくらい疲れるのかという事がわかれば、ああこれは脳卒中になっても仕方がないや、とわかるのではないかという気がするんですね（笑）。

◆よく学びよく遊べ

――そうすると今の若い学生さん達には大いに無駄をしろと……。

竹内　そうですね。まあ無駄というと、今の人達は無駄なんかしたくないという言葉になるんで……、そこをなんかうまく表現してですね……、やっぱり余裕を持った生活をすべきだという事でしょうか。私自身が今の自分の生活で非常に不満足なのは、花鳥風月を愛するという生活から遠のいているという事でありまして（笑）。本当はそういう生活をしつつ本職をやりたいという気持ちなんです。

――なかなかお忙しくてできませんか（笑）。

竹内　ですから梅が咲いたといえば梅を見に行ってお酒でも一杯飲んで、雪が降ったといえば雪見酒を……。まあ全部お酒が出てきますが（笑）。

――随分お好きみたいですね（笑）。

竹内　それと、そういう自然現象を十分楽しむぐらいの余裕がないと、私は良いお医者さんにはなれないと思いますね。だから朝から晩まで働きずくめで、ただただ治療をしているというのは、あまり良くないんじゃないかと思うんです。

――今の若い人は遊びもうまいんじゃないかと思いますけど、いかがですか。

竹内　そうですね。私達の頃と違って遊ぶ事も沢山ありますから。その点では事欠かないと思うんですけれども。ですから〝よく学びよく遊べ〟とはよく言ったと私思うんですね。だけど両方のバランスがとれなきゃいけないと思うんです。

――そして、さっきもおっしゃったように、スキンシップで接してらっしゃるんですか。学生さんと。

竹内　そうですね。スキンシップの一つの例としてあげてみますけど、『キューリー夫人伝』に書いてある事で、キューリー夫人のお嬢さんがやっぱりノーベル賞をとったわけなんですが、そのキューリー夫人は研究に打ち込んでいたから、お嬢さんを育てるのに、スキンシップというのはあんまりなかったんじゃないかと思われるかもしれませんよね。けれどもキューリー夫人のお嬢さんはいつも、お母さんがもらったノーベル賞のメダルをペンダントにして遊んでいたというんですね。

ですからそういう環境というのは、一つのスキンシップになるんじゃないかと思うわけです。誰でももらえるというものじゃない。そのノーベル賞のメダルが、子供の時のおもちゃだった、あるいはアクセサリーだった、という環境が大切なんじゃないかと私は思うんです。

◆「最後の残飯」にがっかり

――竹内先生にもお嬢様がいらっしゃるわけですけれど、やはりそういう環境をつくって……。

竹内　私のつくる環境というのがどういうものになるか（笑）。学者をつくる環境とはとてもいえないんですが……、私の娘がもちろん、今そういう学問に興味を持っているわけじゃないんで……。ただ一言いえる事は、すべて身に付けてやりたいという事ですかね。何といったらいいか、つまり私は割合に旅行なんか、外国旅行を含めてですね、私が出かける時にはできるだけ一緒に連れて行くようにしたんです。ルーブルに行って有名な画家達の絵を見せるとか。それは子供の目には、その時はそれほどの印象は残らないかも知れないけど、やっぱり教育的な効果はあったんじゃないかと思うわけです。

　ある時ミラノへ行って「最後の晩餐」を見せた事がありました。すると本人もミッション・スクールに行っていたという事もあるでしょうが、非常に印象が深かったようなんです。しかし、帰って来てホテルで、「今日の『最後の残飯』は良かったわね」（笑）という事になっちゃって、大いにがっかりした事がありました。晩餐がいつの間にか残飯になっちゃった（笑）。

　まあそういう事もありますが、できるだけ、物ではなくて身に付く形で残してやりたいという気持ちが強いですね。私達が子供の頃は、京都に行くというと、まるで今の感覚では外国に行くくらいの気持ちだったわけです。私は小学校の修学旅行で初めて関西に行ったんですが、今の子供達は、やれニューヨークだとかロンドンだとか、その頃の私達と同じ感覚でいえるわけです。それが良いか悪いかは別として、それだけ身に付く形でいろんな事に触れさしてやりたいという事なんです。

――スクスクとお嬢様も育って……。

竹内　いや、背ばっかり伸びちゃって困るんですけれども（笑）。一人娘で非常に批判のある教育になってしまったんではないかと危惧しているわけですが……（笑）。

◆勉強は自分のため

――お嬢様の事はさておいて（笑）、若い学生さん達に、何かこういうふうにして欲しいとか、こういう事を学んで欲しいとか思われる事がございますか。

竹内　そうですね、一口でいえば、私自身が今までにやはり厳しい教育を受けてきたと思うんです。もちろんスキンシップとか、のんびり教育とはいいますけれど、放任主義じゃなかったわけです。教育はかなり厳しかった。そのため私自身も若い人達に非常に厳しく接していると思うんですが、それが有難かったと気が付く時期は、やっぱり私の年にならないとわからないわけなんです。それで若い人達の反発はかなりあると思いますね。

　でも、人のために勉強するんじゃなくて、すべてこれ自分のためなんだという事を、いつでも忘れてもらいたくないと思います。ことに、今まで私達がいろいろ積み重ねてきたものを伸ばすのは若い人達の仕事ですし、当面の問題としては、医学界で癌の征服というものが非常に大きな課題になっているわけです。これはかつて結核が征服されたと同じように、やがて征服される時期が来ると思うんですけれども、そういう意味でヤングパワーに期待するところ大なりという事なんです。

◆手術しないで治せるように

――先生は還暦もお済みになって、でもまだ背がお高くてかくしゃくとしてらして（笑）、これからのお仕事の方向というのはどういう事になるんですか。

竹内　私の外科医としての生活は、特に脳外科医として大部分を過ごして来たわけです。今までのいろんな目標というのは、手術ができないといわれているものを、できるだけ手術ができるように、つまり不可能を可能にするべく努力してきたわけです。そのためどんどん手術の範囲を広げて来ているわけです。

ところが私のように、反省する時期になると、しなくてもいいものまで手術したんじゃないかとか、あるいは手術したくてもできない病気も沢山あるという場合に、手術しないでなんとかならないかという事を考えるわけです。例えば脳腫瘍なんかで、今から百年前と現在と、全く治療成績が変わっていないというものもあるわけです。悪性の神経膠腫というものがありまして、そういうものに対しては、とても私は外科医として一矢報いる事ができないと感じるようになったわけです。

それではその腫瘍をそのままにして、その患者さんが、できるだけ正常な日常生活を送りながら、長生きできるような方法はないだろうか、というふうに、考えを変えて来てるわけです。それからもちろん血管の病気でも同じような事があるんですが、手術すればすべて良いというわけじゃない。そういうものに対しては放射線療法とか、あるいは最近ではバルーンという、まあ風船ですね、血管の中を通して、小さな風船を患部に送り込むという方法もできるようになって、別のアプローチで治して行くという事もできるわけです。

　ですから、今までは手術の対象を広げてきたのを、今度はできるだけ絞るような……。もちろんどうしても手術しなきゃ助からないとか、あるいは手術によってのみ治る病気もいくらでもあるわけですけれども、それ以外の病気に対して、手術をやり過ぎないようにしなきゃいけないという事を、私考えているんです。これはある程度年をとった、年のせいだという事もいえるかもしれないんで、若い連中にとっては、どの程度ブレーキになるかわかりません。

　だけど、その人達が私の年になればやっぱり同じように感じるんじゃないかと思うんです。

――患者さんとお医者さんの信頼のためにも、そういう事って、大変期待されているんじゃないかと思うんですけれども……。

竹内　そうですね。ですから私患者さんには、「僕はできるだけ切らないで治したい。痛い思いをさせたくないという前提で考えるのだ」と言うんです。「だけれども手術をした方がいいよというからには、これはもう絶対手術をやるべきだと考えてくれ」とよく言うんです。

——わかりました。これからも患者さんのために、日本の医学のために御活躍をお祈りしております。

竹内　どうもありがとう。

Ⅲ　真の豊かさを求めて

◆ヨーロッパの旅から

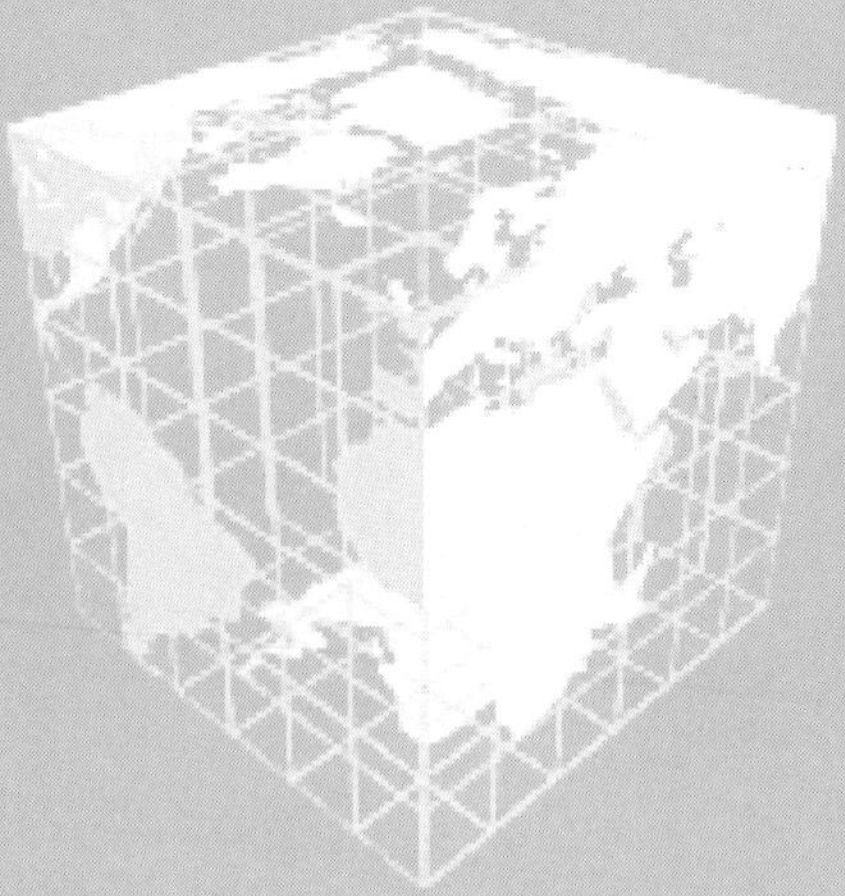

15 早春のシチリア

（一九九三年七月）

去る三月、学会のお陰で初めてシチリアを訪れる機会に恵まれた。とはいっても、地中海最大のこの島の西の端に五日間たらず滞在しただけで、噴火で知られたエトナ山も見ることなく、マフィア騒ぎで物騒なパレルモの市内にも入らずに帰ってきてしまった。その代り、この地方の明るい風景、紀元前からの複雑な歴史を秘めた文化遺産、アラブの影響を受けているシチリア料理や、評判の高いワインなどを十分に堪能できた。

ローマから真っ直ぐ南に一時間、海の上を飛んでパレルモ空港に着く。迎えの車で西に向かうと、一時間半ほどで急な山道にさしかかる。麓まではオリーブやブドウの木が目につくのどかな田園がつづき、ちょうど杏の花が満開であった。しかし、いろは坂を登り、海抜七五〇メートルの突兀としてそびえる岩山の頂上に着くと、寒風吹きすさみ小雪さえ舞っている。

山頂には堅固な石の城壁に囲まれたエリーチェの町がある。紀元前八世紀、シチリア島にやってきたフェニキア人はこの町を支配し、先住民族のエリミ人が地母神に捧げた神殿を、自らの神アスタルテへの神殿に変えてしまったという。しかし次の支配者であるギリシャ人は、この神殿をアフロディーテ女神に捧げた。そして最終の支配者であるローマ人は、ヴェヌス女神の神殿とした。

いずれにしてもエリーチェは、古代シチリアに住んだあらゆる民族の聖域であった。いま、この神殿のあとには、一三世紀に造られたノルマン風の城址が残っている。

城壁に囲まれた狭い町でも、車がやっと通れる幅の迷路のような石畳の小径に馴れないと、学会場、宿舎、食堂に通うこともままならない。シーズン・オフなのでどのレストランに入っても学会関係者ばかりである。外から見るとありふれた石の家であるが、中に入ると暖かくて清潔なホテルである。講堂も古いサン・ドミニコ教会を近代的に改造して使っている。

手の届きそうな青空のもと、眼下にトラッパーニの街や紺碧の地中海を眺めながら、浮き世をはなれて勉強をしつつ、しばし早春のシチリアを楽しむことができた。

16 シシリーの遺跡に立って

（一九九四年一月）

先ごろシシリーの古城で開かれたシンポジウムに出席した折、島の南西海岸にあるセリヌンテの遺跡にも案内された。マフィアで有名なパレルモでは今でも何かと物騒な話を聞くが、われわれの滞在した山上都市エリーチェや、このセリヌンテ周辺は、真っ青な地中海、澄みきった青空と、のどかな田園風景が続き、平和そのものである。

ただシシリーの歴史をひもとくと、すでに紀元前八、九世紀ごろから、この美しい島をめぐって戦争や破壊が繰り返されてきた。セリヌンテの遺跡はまさにその代表といってもよく、海浜の丘の上に広がる巨大な石の瓦礫から、往時の神殿群をしのぶしかない。それでもオリエンテの丘のE神殿は復元され、壮麗な姿に接することができる。

このようにヨーロッパの石の文化は、はるか二千年以上も遡って、ギリシャ、カルタゴ、ローマの繁栄や攻防の歴史を、われわれに遺している。そして多くの考古学者によって、波瀾万丈の歴史も伝えられている。それらをあえてここに紹介する余裕はないが、かつて栄えたこの町に住みついた先人たちの知恵には敬服するほかない。もし夏にここを訪れたならば、誰もが泳ぎたくなるような美しい砂浜と、遠浅の海を控え、沖は地中海の目にしみる青が果てしなく続いている。この景観はシシリーに詳しい竹山博英氏によって、「人間が作り出せるもので、この壮絶な青に対抗できるのは、真っ白な神殿しかないのだ。他の人工物ではこの海に負けてしまう。夢見るような青い海に人間が精一杯対置したもの、それが白い神殿だったのだ」と表現されている。

麓のマリネラの町ではおいしい魚が食べられるし、この付近は銘酒マルサラ・ワインの産地でもある。この美しい海に魅せられて、水中に飛び込んだ竹山氏は、きっと近ごろの俗悪なビーチではとうてい味わえない、素晴らしい海水浴を経験されたに違いない。

17 ドイツの靴とフランスのパン

（一九六六年一月）

元旦の新聞に作家の井上靖氏が旅行記を書かざる弁として次の様なことを書いている。
「その旅から帰って、私は旅行記らしいものはほとんど書かなかった。なれない砂漠の国の旅ですっかり疲れてしまったということもあったが、何となく中央アジアのことは自分の心の中に仕舞い込んでおきたいような気持があった。人に喋ったり、文章に綴ったりすると、そこからどこかへ飛び立ってしまいそうな不安定な脆さがあった」

私もこれと似た様な理由から今回の欧州旅行に関する文章は余り書かないつもりであった。それ程楽しい四〇日間であったともいえようか。しかし旅の疲れもすっかりとれて、出来上がったカラー・スライドを写したり、写真帖をながめたりしていると、そろそろ何かに旅行の印象を書いておきたい様な気持がおこってきた。そして旅の途中で知己になった人々から手紙をもらったり、クリスマス・カードを交換したりするうちに、収穫の多かったこの旅行中のトピックスを旅日記に使っていたノートの終りに断片的に書きのこしはじめていた。それらの中から広報の編集委員のもとめに応じてぼつぼつ旅の随想を書いてみることにした。

はきなれた靴をはいてゆくのが旅行の常識でもあるし、世界一周旅行の先輩である上野薬局長からも靴は一足はきつぶしてしまうぞと教わっていたので、すでに一年程使っていた黒革靴をはいて羽田を出発した。これは銀座のワシントン靴店で求めた高級品で、コペンハーゲンの学会ではかなり格式ばったパーティーもあるので、ドレッシイなこの靴を選んだわけである。

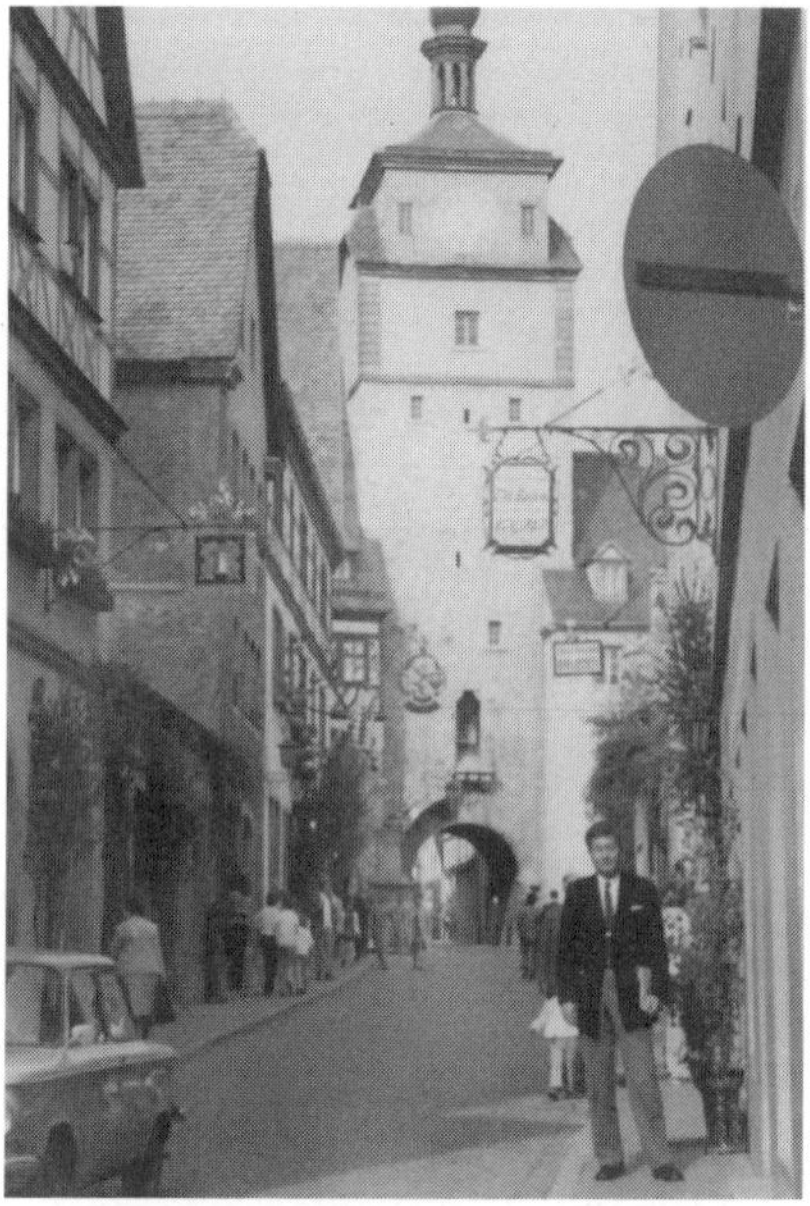

中世の町並の残るローテンブルクの横町

北欧の一〇日間は晴天に恵まれたが、ドイツに入ってからはライン・ランドは天候不順で、ケルンに滞在するうちに雨に降られてしまった。その時はじめて靴底から水が浸入してくるのに気付いた。裏をみると両方とも穴があいている。雨さえ降らねば今度の旅行の最後の訪問国であるイタリーまでこの靴でがまんして、定評のあるイタリー靴を買うつもりであったが、次の訪問地であるハイデルベルクでも雨にあったので、遂に時期を早めてドイツ靴を新調することにした。

丁度マイン河畔のヴュルツブルクにドライブした時、この街に一年も滞在している聖母病院の帍田博士の案内でショイベルという靴屋に行き、比較的おとなしい型の黒短靴を一足求めた。踵には薄くゴムがはってあるが、女店員の話ではドイツのゴムは優秀で却って革よりも長持ちするという。又一般にドイツの靴は上一代・下一代といわれていて、底がいたむときは上も使用できなくなっているとのことである。それ程耐久力があるという意味らしい。私は背は高いが足はそれ程大きくないので、近頃は日本でも既製品で十分間に合うが、ドイツでは勿論もっと大きなサイズまで沢山揃えてあった。ドイツ風の規格で8というのがピッタリで、五三・五〇マルク（邦価四八一五円位）の定価を支払い、帰り途から早速はきはじめた。新しい靴であるからどこかが当ったりして、はじめのうちは靴ずれの一つや二つは覚悟していたのに、驚くべきことに今迄はきなれていたワシントンの靴よりもはるかにしっくりと足に合うではないか。勿論軽くてまるで裸足で歩いている様である。丁度スキー靴をぬいで普通の靴をはいた時の様な感じである。私の足のかっこうがたまたまドイツ人のそれに似ているのであろうか。とにかくこの靴でそれからイギリス・フランス・イタリーを歩き廻ったわけであるが、何処に行ってもこの靴を自慢した。革製品の本場のフローレンスでもすばらしい靴だとほめられた。たしかにイタリーの靴は安くしかもはきよいと言われている。

五千円も出せばイタリーでも同じ様な靴があるらしいが、ドイツの物価は一般に高くて、ドイツの五千円は日本の三千円位に当るかもしれない。

明治以来百年足らずのわが国では、文明開化と共にちょんまげを落し、洋服を着て靴をはく様になったが、その歴史はヨーロッパ各国にくらべると極めて新しい。何千年来父祖伝来の靴を作っているドイツ人の方が、かけ出しの日本人よりも良い靴をつくるのは当然であろう。靴一足にも彼我のちがいが余りにも大きすぎておそろしい程である。

もう一つ日本で真似のできないものにパンがある。ヨーロッパのホテルでは朝食は普通コンチネンタル・ブレックファーストといって簡単にパンとコーヒーだけであるが、どこで食べたパンも美味しく焼けている。なかでもフランスのロールは格別であった。三日月型のクロワッサンは油こくて閉口だが、普通のまるい白パンは忘れられない。私の泊ったパリの宿は一ツ星の場末のホテルであったが、ここの朝食をたべるだけでも、もう一度パリに行く価値があると思う程である。もともとパン食の嫌いな私でも、ここのパンなら何年でもがまんできると思う。それにコーヒーが美味しいのにも驚いた。北欧の濃いコーヒーにへきえきして以来、ドイツ・イギリスと紅茶ばかり飲んできた。しかしパリで私の案内役をつとめていただいた愛育病院の稲葉先生に、だまされたと思って此処のコーヒーを飲んでみなさいといわれ、おそるおそるためしに飲んでみてすっかり病みつきになってしまった。こんなに美味しいコーヒーは残念ながら後にも先にも飲んだことがない。

日本の米は世界一美味しい。殊に寿司米などはやはり数千年の歴史から生れた芸術品であろう。それと同様にパリのパンもわれわれが真似の出来ない逸品であろう。帰ってから東京で方々の有名店のパンを食べてみたが、ヨーロッパ並みのパンにはついぞお目にかかっていない。僅かにパリでいえば五ツ星クラスに当る帝国ホテルとホテル・オークラの食堂で、ややそれに近いパンが食べられることを知っただけである。

ヨーロッパをたずねて歴史とか伝統とかの尊さを、靴やパンなどの身近なものから再認識した次第である。

18 ギリシャの空と海

（一九七四年一月）

年のせいか、近頃とみに住みにくくなった世の中のせいか、青空にあこがれる気持がしだいに強くなってきた。東京でも年に幾度かはこのところすっかり忘れられていた青空が戻ってくるが、九月に学会で訪れたギリシャでは、一〇日間連日澄みきった空を仰ぐことができた。余り晴天続きなので、とうとうギリシャの空には雲が出ないのかと思った程である。

アテネでもそろそろ排気ガス問題がやかましくなってきたようであるが、ホテルのすぐ前の海も未だ空と同じように清澄である。とてもヨーロッパ屈指の貿易港として栄えるピレウスを控えているとは思われない。ビキニ姿の人なつっこいギリシャ娘に混って日光浴をしていれば、旅の疲れも学会の気苦労もすっかり消えてしまう。

これがクレタ・ロードス・コスなどのエーゲ海に浮ぶ島々に行けば、もう一段澄んだ空気と水を楽しむことができる。陽差しが強いのでどの民家も壁を真白に塗っているが、それが少しもすすけていない。ロードスの桟橋から一五分も歩けば立派な海水浴場がある。もっとも砂浜ではなくて、うずらの卵程の円い小石がごろごろしているが、裸足でも安全に歩ける。水温は少し低目であるが、とても塩辛く、身体が楽に浮くので金槌には都合がよい。

はるか対岸にはトルコの山々が連なり、波も静かで、一寸泳げば大小とりどりの魚が群をなしているのもみえる。こんな環境ならば四季を通じて世界中の金持が集ってくるのもうなずけよう。

一旦汚染された自然は容易に元に戻らない。せめて世界中の何処でもよいから美しい空と海が残っていてほしいものである。

19 ブダペスト再訪

（一九九一年一月）

先日、八年ぶりでブダペストを訪れた。ビザが必要なことや、入国審査のものものしさは以前と大差がなかったが、税関はフリーパスで、全体的にはやはり壁がとれた感じである。空港ビルは相変らず狭くて薄よごれていたが、別に国営のマレブ航空だけが使いはじめた新ターミナルビルもほぼ完成しているようである。

前回は空港から市内のターミナルまで満員のバスに乗ったが、料金の安さ（邦価にして約四〇円位）に驚いたことを覚えている。帰途はホテルから空港までタクシーを利用したが、この値段が三〇〇円位であったことも記憶している。

しかし今回は空港のロビーに客引きがうろうろしていて、ホテルまで一五米ドル、現地通貨なら一五〇〇フォリント（邦価約三五〇〇円）と言っている。同行の長崎大学・森教授が持っていたガイドブックには一八〇〇フォリントと書いてある。余り違うのでつきまとう客引き達をふり切って、別の場所で出発便の客を乗せてきた車を見付け、料金の交渉をすると約五分の一位である。メーターを倒すことを条件にこの車に乗ってホテルに向ったが、結局チップを含めて二〇〇フォリント（邦価四五〇円）程であった。

ホテルは観光名所の漁夫の砦に近く、終日にぎわっていたが、未だ日本人の姿は余り目立たなかった。しかし東京とウィーンの間に直行便が就航しはじめたので、これからは日本人も増える一方ではなかろうか。そして西欧化の波はタクシー代はもとより、諸物価をも急上昇させるに違いない。

ドナウの流れも、それにかかる美しい橋も、市内にある温泉も昔のままで大変嬉しかったが、銀座通りにあたるヴァーツイ通り界隈は、西側の諸都市と余り変らぬにぎわいをみせていた。それでも帰途一泊したウィーンに比べれば、やはり何となく物足らないのは否めない現実であった。私はこの街がいたずらに西欧化してゆくよりも、貴重な観光資源を守って、余りにぎやかにならないよう切に願うものである。

20 ヨーロッパ汽車の旅

（一九六六年一〇月）

過去二回の東南アジアの旅はジェット機でこそなかったが、とにかく行きも帰りも飛行機であった。したがってもう一〇年近くもたってみると、台北や香港の印象はまだしも途中のことなどすっかり忘れてしまい、まるで東京の隣に台北の街がある様な錯覚にさえおちいる程である。ハワイまで六時間、北極経由でコペンハーゲンまで一八時間という現代のジェット機の旅は、たしかに広い地域に散在している点と点とを結ぶ味気ないものになってしまった。

それにひきかえ学生時代に満州に行ったときは、下関まで特急「さくら」に乗り、ここで関釜連絡船「金剛丸」に乗船し、船上では潜水艦の襲撃にそなえて真剣な避難訓練をやりながら、薄氷を踏む思いで釜山着。ここで満鉄の特急「ひかり」に乗換えて、長い朝鮮半島を縦断し、安東の税関で靴の底まで調べられた後、鴨緑江の鉄橋を渡ってやっとの思いで満州国に入った。そして首都新京に到着したのは東京出発以来丸三日と五時間後であった。とにかく片道三千粁にもわたる長途の旅なので、いわば線を組合せた旅行となるわけで、今でも当時の印象は強烈に残っている。

はじめてアメリカに行った時は北太平洋を一三日間も航海し、途中日附変更線のために一日もうけたなど言いながら、やっとのことでサンフランシスコの金門橋下をくぐったのであるから、これまた地球の大きさをしみじみと認識し直し、日本とアメリカの距離も正しく理解することができた。そのため憧れのシスコに上陸しても感覚のずれがなかったことを覚えている。もちろん時差ボケも全く経験しなかった。

しかし日本からヨーロッパまでということになると余り呑気なことも言ってはいられない。第一限られた予算と時間では豪華船による船旅なんかは無理な相談である。仕方がないので最近流行のシベリア経由も考えてみたが、やはり何となく親しめないコースの故に、これも断念してしまった。そんなわけでとうとう往路は北廻りで直行し、帰路は南廻りで帰ってくることになってしまった。しかしヨーロッパの中ならば、北の端のハンブルクから南のローマまでにしても、せいぜい東京から鹿児島までの距離しかないので、何とかして汽車の旅ができる様に色々と計画をねってみた。とにかく限られた期間内に盛沢山の用務を消化しなければならないので、能率のわるい汽車便にばかり頼るわけにはいかないが、それでも独乙から英国に渡る時にはTEEの「ラインゴールド」に、ロンドン―パリ間では豪華特急の「ゴールデン・アロー」に、パリ―ニース間ではフランスの誇る「ル・ミストラル」に、ニース―ミラノ間では「リギュール」に、ミラノ―フィレンツェーローマ間では「セッテベロ」に、ローマーナポリ間では「ベスビオスの矢」など、ヨーロッパの主要な列車に乗れる様な予定表が出来上った。

　これはトーマス・クック社発行の「コンチネンタル・タイムテーブル」という便利な鉄道時間表を頼りに、自分で一生懸命つくってみたものである。この時間表には英国を除いて全ヨーロッパ、ソ連、中近東諸国、エジプトから、ウランバートル、北京、漢口、広東までのユーラシア大陸における全列車の発着が全部のっている。そもそも現在ヨーロッパでは、オランダ、スイス、西独、フランス、イタリア五ヵ国の国鉄が共同で西欧八ヵ国の主要都市を結ぶＴＥＥ（トランス・ヨーロッパ・エクスプレス）という国際列車を走らせている。これは鉄道の斜陽化をいくらかでもくい止めようという目的からで、高速性、近代性、快適性などが当然のことながら必須の条件であり、等級もオール一等である。そんなわけでタイピストを乗組ませてビジネス特急といわれる「ラインゴールド」や、絨毯をしきつめた車内で深々とアームチェアにうずまって脚をくみ、桃色のシェードをつけた電気スタンドの光で読書をしながら、イギリス流に紅茶とビスケットがいただける「ゴールデン・アロー」などの魅力にとりつかれて、さんざんやりくりしたあげく忙しい日程の中にどうやら組込むことができた。しかしいざ出発してみると、相次ぐ予定変更のためきめておいた列車には余り乗ることができず、独乙で二回、英国で一回、イタリアで四回の汽車旅行を楽しんだだけで、あとは心ならずもより簡便な飛行機を利用せざるを得ない結果になってしまった。

ヨーロッパではじめて汽車に乗ったのは四七一一のオーデコロンで有名なケルンであった。この駅は一日の発着回数七百回を数え、ヨーロッパ大陸での最も繁忙な駅だそうである。しかしわが東京駅の一日二千回には遠く及ばない。ケルンのＨｂｈ（ハウプト・バーンホーフ）はヨーロッパの主要駅の共通のスタイルで、日本でいえば上野駅に似ているドーム型である。このＨｂｈは中央駅の略で、東京では東京駅、大阪では梅田の大阪駅がこれにあたるわけである。私は独乙に居る間、ハンブルクでも、ケルンでも、ハイデルベルクでもこのＨｂｈに大へんお世話になった。ここにはレストラン、雑貨屋、本屋、郵便局、銀行、旅行案内所、土産物売場などがあっていつでもにぎやかである。もちろん日曜日でもやっている。食堂でも売店でもボラレルことがなく一応安心して入ることができるので、土地不案内の旅行者には大変重宝である。多くの都市で私はホテルとＨｂｈとの間を最も頻繁に往復したのを憶えている。

私の乗込んだのは独乙国鉄（ブンデス・バーン）の五〇四列車で、一・二等急行である。丁度一時間前に始発駅であるハーゲンを出発し、途中ウッペルタール、刃物で有名なゾーリンゲンに停車して大体定刻にケルンのＨｂｈに着いた。未だ一等車はがらがらで六人掛のコンパートメントを一人で占領しながらしばらくは窓外の景色をながめていた。座席には「イール・ツーク・ベグライター（あなたの旅の友）」と書いてある印刷物がおいてある。これはこの列車の時間表を中心に、色々な旅行案内が盛込んであって、われわれ旅行者にはとても便利で有難い。

ケルンを出てから一時間余りでコブレンツ着、この辺から次第に混雑してきて二等車の方は廊下まであふれている様である。私のコンパートメントにもハンガリー出身のセールス・マンと称する初老の男が入ってきた。なかなか上手な英語でよくしゃべるので急にニギヤカになってきた。丁度これから汽車はライン河に沿って走るので、車内からのライン見物を楽しみにしていたところ、やれお前の職業は何か、どこで生れたのかにはじまって、その洋服は日本製か、なかなか良い生地だな、独乙ならとてもかかるぞ、日本ではそんなに安くできるのか、やはり日本の復興はすばらしいなどのおべんちゃらまでいつ果てるともわからない。いいかげんにあしらいながら窓外の景色を写しはじめたらば、日本のカメラは優秀なのに何故わざわざコンタックスを使うのかとの質問である。それでもマインツから子供が四人入ってきたので、鉾先がそちらに向かいやっとのことで解放された。

西独乙では全国的に労働力が不足していて、スペイン、南イタリア、ギリシャなどからかなり移民が入っているものの、駅員や保線夫などが不足して困っている由。これはこの男に聞いた話であるが、道理で客車は汚れ、プラットホームもきたなく、独乙人のきれい好きの影すらもみられなかった。

道づれとなった四人の子供達はオーストラリア人で、両親に連れられて夏休みにヨーロッパ旅行をしているとのこと。両親は隣のコンパートメントで涼しい顔をして本なんか読んでいるのに、子供達はわれわれのところでがやがや、わいわい迷惑至極である。そのうちにとうとう兄妹げんかをはじめてしまい、母親がものすごい顔をして入ってきてからは少しはおとなしくなった。

　肝心の景色の方は如何かというと、なかなかみごたえがある。日本の様なきめこまかいところはなく田園風景も単調ではあるが、やはりライン河は独乙屈指の景勝地であろう。ローレライもあっという間に過ぎてしまったが、カメラにだけはおさめておいた。誰も教えてくれる人もなく、写真で見ていたかっこうの岩がみえてきたのでひそかにながめていたところ、ローレライという名の信号所があり、漸く確認できた。窓からは河畔の古城がみえたり、上り下りの遊覧船や石炭船・油槽船などがひっきりなしに視界に入ってくる。船尾には西独はもちろん、フランス・ベルギー・オランダなどの旗もみえる。隅田川でもよくみかける大きな二重底の貨物船がカーン（Kahn）と呼ばれるのもこのハンガリア人に教わった。独乙医学ではちょいちょいカーン・バイン（舟状骨）とか、カーン・バウフとかいう言葉が出てくるが、このカーンをみてはじめて納得ができた。

　コブレンツからウイスバーデン、マインツを経てマンハイムまでの間はさすがライン・ワインの産地だけあって、山の上まで葡萄畑ができているが、日本式の段々畑ではなくてのっぺりした斜面の畑である。とにかく汽車は河岸に沿って走るので、車窓からでもラインの船旅を十分に楽しむことができた。

このライン河とはマンハイムで別れ、支流のネッカー河に沿って溯ると間もなくハイデルベルクである。ケルン出発以来丁度四時間であるが、定時よりおよそ一〇分の遅れであった。大体ヨーロッパの汽車は余りあてにならないという評判であるが、その第一の理由は途中で各方面からの客車を少しずつ連結してゆくためにどうしても時間通りにはゆかないらしい。国際列車になると一層複雑になり、どこ始発のどこ行ということがはっきりしないことがよくある。たとえば客車の一部は西独のフランクフルト・アム・マイン発であるが一部はフランスのリヨン発で、一部はイタリア領のヴェンティミグリア止りだが、又一部はオーストリアのウィーンまで行くといった具合である。

ハイデルベルクからランドストウールまで乗ったＥ五三二列車はどうもミュンヘンあたりで発車するらしいがどうもはっきりしない。とにかく終着はパリの東駅となっているが、ハイデルベルクＨｂｈの時間表をよく調べても私の目的とするランドストウールに停車するのかどうかよくわからない。予定ではこの日の夕方マンハイムからＴＥＥの「ラインゴールド」に乗って、オランダのロッテルダム経由で英仏海峡を渡り、翌朝ロンドンのリバプール・ステーション着の筈であった。しかしフランスとの国境のザールに近い片田舎の友人からしきりに招かれたので、突然予定変更をして、この日は友人宅に一泊し、翌早朝フランクフルトから空路ロンドンに飛ぶことにした。そのためふらっとかっこうの列車をみつけて乗込んだものの、果して目的地で停車するかどうかはっきりせず、しばらくは不安な気持で外の景色どころではなかった。途中マンハイムやカイザースラウテルンなどの主要駅では方々の支線から来た客車を連結し、ランドストウール駅で降りたときは、ハイデルベルクで乗ったときの二倍以上も長くなっていた。廻り道をしたためにとても心細い思いをしたが、やっと目的地に降り立ってホッとしたときは、緑・青・茶など色とりどりの客車があえぎあえぎ国境の街ザールブリュッケンに向って発車するところであった。どの客車にも大きくパリ・オストと表示されているので、これに続けて乗っていれば私も一〇日後には訪れる予定になっている花の都に間違いなく到着するのであろう。この辺ではまだ九月初というのにコンパートメントの中はスティームが入っている程で、丁度軽井沢の様な気候であった。虎の門病院から先頃渡独した看護婦さん達の行ってるホンブルクは、私の降りた駅から僅か一五分程国境によったところである。

　イギリスで汽車に乗ったのはロンドンからオックスフォードまでの僅か二時間足らずである。しかしスチブンソンが一四〇年前に蒸気機関車を発明した国だけあって、私のみた列車にしても、プラットホームにしても、シグナルにしてもすべて古い伝統を誇っている様である。たとえばロンドンからスコットランド行の「フライング・スコッツマン」という急行では、食堂車のメニューに「この列車は一八六二年以来、キングズ・クロス駅を毎日一〇時に発車しております」と書いてあるそうである。こうなるとわが新幹線などは足もとにも及ばない由緒ある血統である。

ロンドンのパディントン駅から、ブリストル行のローカル列車に乗込んだ。一等のコンパートメントはがら空きで、呑気に横になっていたら、発車間際に一人の男が入ってきた。よく映画などで見掛ける典型的英国紳士風で、もちろん本場に来たのだから別におどろくことはないが、やはり二人っきりで一部屋に居ると何となく気づまりである。黒の上衣に縞ズボン、山高帽にコーモリ傘という正真正銘のジェントルマンである。これがきちんと坐って葉巻をくわえ、ザ・タイムズを読みだしたところは一寸銀行員か保険会社員といった感じである。時々新聞ごしにじーっと私の方をみているので、私も仕方なしに読書をはじめたが、私が降りるまでついに一言も話をするチャンスがなかった。

デイドコットからオックスフォードまでは僅か数駅であるが、ローカル線のその又支線といったわびしい三輛連結で、木の腰掛が懐かしく戦前の山手線を想い出させる。こんなおんぼろ列車で世界的に余りにも有名なオックスフォード大学を訪れるのかと、少々不安に思っていたら、逆にアメリカ人らしい青年にこの車はオックスフォードに止るかと尋ねられてしまった。そうなると急に元気が出て、「イエス・オフ・コース……」と先輩ぶって答えてしまい、あとは目をつぶってしまった。何とも頼りない限りだが、同じ車にはわれわれ二人しか乗っていない、昼下りのデイドコット駅であった。

イタリアの汽車の旅は色々と苦労しただけあって想い出も多い。ミラノ―フィレンツェ、フィレンツェ―ローマ間はこの国の誇る代表的特急列車「セッテベロ」に乗った。この列車のコンパートメントは広く、十人一室でその半分の五人が一組となってそれぞれブルーのソファに坐っている。同じブルーのカーテンで廊下と仕切られているが、室内は一寸気の利いたサロンといった感じである。私の傍には小さいながらもテーブルがあって、沿線の案内書や週刊誌などが置いてある。荷物棚もあるがちゃんと戸がしまる様になっていて、その表には素晴らしい画が書いてある。たしかにイタリア一の豪華列車に恥じないが、走り出してみるとゆれがひどくて字も書けない。最高時速は一六〇粁というが、ロンバルジア平原をとばしている頃は横ゆれもはげしく、廊下もうまく歩けない程である。やはり新幹線の方が乗心地の点では数段まさっている様である。

鉄道旅行の共通の欠点は飛行機とちがって荷物の世話が大変なことである。この「セッテベロ」でも荷物車がちゃんと連結されていて、ホームでこの車に各自が直接依託してから、身軽になって客車に入るよう教わっていたが、どうもイタ公は気が許せないので、スーツケースもボストン・バッグも両手にぶらさげて指定の車輛に乗込もうとした。入口では改札の車掌もじろりと荷物をにらんだだけで通してくれた。愈々車内に入ろうとするとどうしても鞄が入口でひっかかってしまい、反動的にプラットホームに落ちてしまう。ヨーロッパのホームは低くて車内に入るには急な階段を三、四段昇らなければならない様になっている。全力をふるって入ろうとあせるけれども、どうしてもホームの方に戻ってしまう。汗びっしょりになって頑張っていると、「地獄に仏」とはこのことか、後から押してくれる人がある。お蔭でやっと中に入り、覚えたばかりのイタリア語で、

「グラッチェ・タント・タント」

と繰返しながら振返ると、なんと日本人の若いカップルであった。

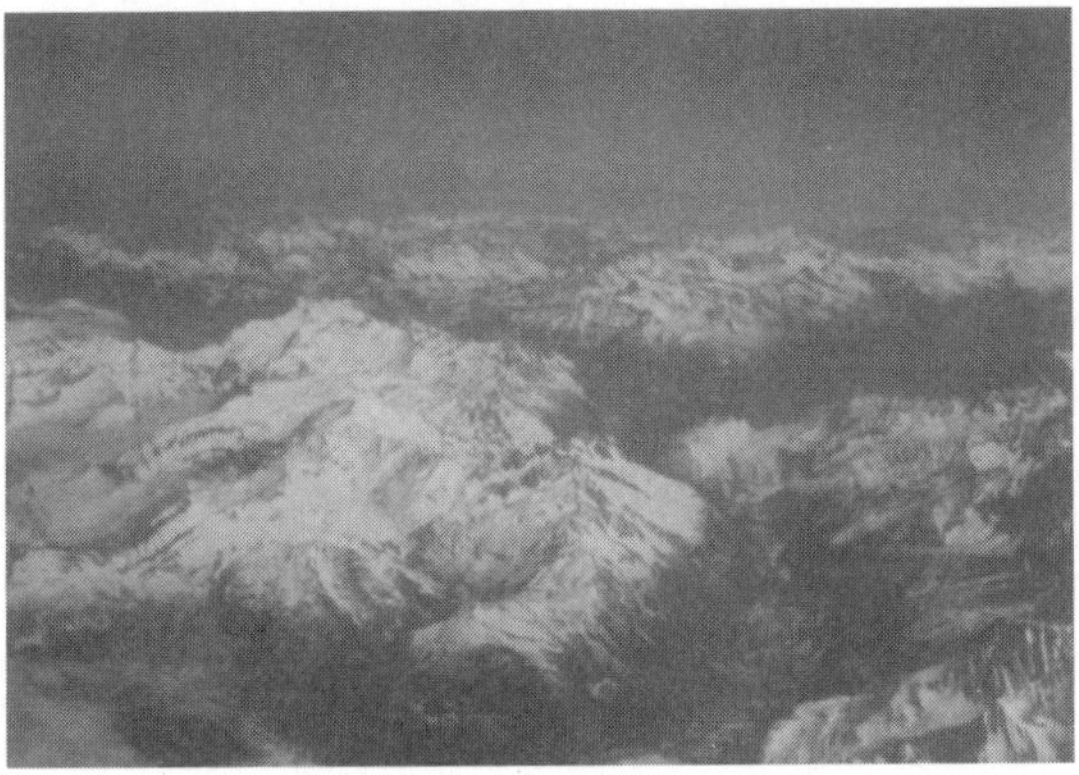

秀麗なアルプス連峰も空からは雪と氷のかたまりにみえる

私の楽しみにしていたヨーロッパ汽車の旅は予定の半分も実現できぬまま終ってしまった。限られた日程の中で欲ばった計画をたてると、どうしても汽車の旅は不適当になってしまう。そのため心ならずも味気ない空の旅に変更して、モンブランもドーヴァー海峡もすべて雲の上から失礼してしまった。いつの日かゆっくりと気ままにヨーロッパを歩いてみる機会もあろうかと今から楽しみにしている。

◆アメリカの旅から

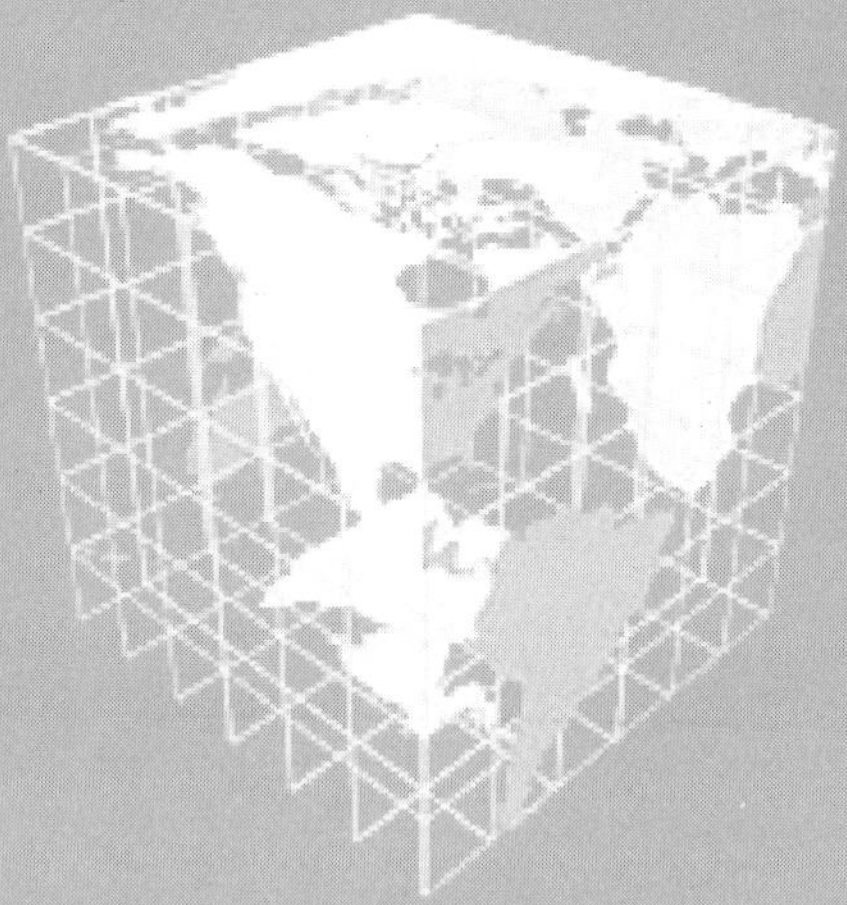

21 テネシーの休日

（一九八七年七月）

◆花みずきのメンフィスへ

メンフィス神経科学センターのミラー所長の招きで、四月末から五月初めにかけて約一〇日間を米国南部で過した。時期は丁度ゴールデン・ウィークに重なったが、主な旅行目的は医学上の交流で、決していわゆる観光旅行ではなかったはずである。しかし滞米中の余暇は私にとって、はからずも貴重な「休日」になった。それには拙著『脳死とは何か』（講談社・ブルーバックス）がようやく脱稿し、ほっとした気持が休日を楽しむ余裕につながったのかもしれない。

ともあれ毎日の激務をはなれ国外に出掛けると、いつでも腰痛や肩凝りから解放され、食欲も増し、体調がすっかり改善する。今回もまさに新緑の候、花みずきの満開の時期とも重なって、数年前に訪れた真夏のアトランタに続いて、再び南部のホスピタリティを肌で触れることができた。

ストライキさわぎの日航から急遽《きゅうきょ》シアトル経由のノースウエスト機に変更したため、メンフィス空港に到着したのは成田を発って一七時間後であった。空港からダウン・タウンのクラウン・プラザ・ホテルに向ったが、折しも年に一度のお祭りで盛大なパレードにぶつかり、部屋に入ったのは午後九時を回った頃である。ホテルのチェック・インで久しぶりに南部訛りの洗礼を受けたが、疲れと時差ぼけの悪コンディションも加わって、はやくも英会話の自信を喪失してしまった。ちょっと風変りなお祭りにも興味があったが、とにかく睡魔には勝てず早々と就寝。

翌朝は六時にはホテルを出て神経センターを訪れ、早速八時から一〇時までたっぷり二つの講演をこなした。午後は人影もまばらなダウン・タウンを散歩したり、のんびりミシシッピー河を眺めて休養し、夕方からの第三の講演に備えた。題名は今回の目玉として「日本における脳死判定基準の変遷」を用意しておいた。この講演会はメンフィス市在住の神経科学者や脳外科医を中心にそれぞれ夫人同伴の正式な歓迎晩餐会もかねていたが、終始熱心に聴講し、はるか日本の脳死事情に興味を示した。しかし講演後の討議ではわが国の脳死に対する医学的な考え方は、米国の現状と全く同じであることが繰返し述べられた。恐らく日・米両国に限らず、世界中の専門医の間にもこの点に関しては大きなくい違いはないものと考えられる。ただ米国からみるとわが国では頭部外傷による脳死症例が少ない点がかなり意外に受けとめられたようである。これは両国間の交通事情の差、とくにスピードの差によるものではないかと思われる。しかし近年、二輪車事故の急増傾向から、わが国でも再び青少年の交通事故による脳死例が増加するおそれもある。

たしかに米国では広大な土地にハイウェイが縦横に延び、メンフィス市内でさえ路面電車もなく、バスもまばらで、交通渋滞などは全くみられない。市内目抜きの大通りを、車がスピードを出して走り回っている。但し市内の事故のみでなく、外傷患者はかなり遠くからヘリコプターで運ばれてくる。

交通事故といえば、この地ゆかりの「エルビス・プレスリー記念外傷センター」にも触れねばならない。そもそもテネシー大学医学部には直属の付属病院はなく、バプティスト病院・メソジスト病院など市中のいくつかの総合病院や小児病院などがその機能を分担している。もちろん神経科学センターやこのプレスリー記念外傷センターもこれらの教育病院群に含まれている。後者はプレスリーの死後遺産の一部で建設されたと聞くが、その桁が違うことは彼が埋葬されている旧住居や、専用の四発ジェット機の展示場を訪れる観光客の数と共に色々と考えさせられるところである。

◆プレスリーと「風と共に去りぬ」

さて、今回与えられた堅苦しい役目を果した三日目は、たまたま快晴の日曜日に当たった。たとえ一日でもテネシーの「休日」を楽しめるものと、ミラー教授夫妻の用意した献立に従った。まず時差で早朝から目覚めた私は、かねて評判の高いテネシー・ハムで腹ごしらえの後、ミラー夫妻と日曜礼拝に出掛けることになった。この南部にはなおアメリカの旧き良き時代が残っていると言われ、またメンフィスはアメリカの「バイブル・ベルトの留め金」とも呼ばれる程信仰心の篤い地域である。この朝も優に大劇場ほどもある近代的な教会に一杯の信者が集まっていた。とくに思い思いに盛装した女性は見る目を楽しませてくれる。私も遠来の客として紹介され、役員達の握手攻めにあった。牧師の説教のテーマは“Justification”（釈罪）で、内容はかなり難解であったが、おそらく朝食ぬきの子供達も終始おとなしく聴いていた。米国の良き家庭のしつけ教育の一端に触れることができたようである。

教会を出て近くのクラブでようやく朝昼食兼帯のブランチ。此所も教会同様休日を楽しむ人々で混雑していた。料理は懐かしい南部の味である。窓から見渡すメンフィスの街は新緑におおわれ、まるで森を見ているようである。遠くにダウン・タウンのスカイラインは望めるものの、それ以外はまるで大都会とは思えぬ田園のたたずまいである。

そもそもメンフィスはテネシー州の西端に在り、ミシシッピー河を渡ればアーカンソー州に入る。古くから棉花《めんか》や木材の集散地として知られ、日本からの直行便も乗り入れているので、近い将来にはもっと日本でも知られるようになるのではなかろうか。しかし今のところ余り日本人の観光客の姿もなく、私の同市滞在期間中にはホテルでも街頭でも同胞には全く会わなかった。これほど両国の交流が頻繁になった現在、米国の他の大都会では一寸考えられないことである。

メンフィスという名の都市はカイロの近くにもあるが、もちろんエジプトの方が本家で、ラムセス二世ゆかりの遺跡で有名である。しかしこちらのメンフィスにはプレスリー以外には大した名所もなく、ミシシッピーを下っても河口のニューオーリンズまではたっぷり一週間はかかるというので、日本からの観光客には余り魅力はないかもしれない。ただ私は貴重な日曜日の午後をたっぷりこのミシシッピー河を眺めながら日光浴に費やした。どこまでも澄んだ青空に、数条の飛行機雲を仰ぎ、水量豊かな流れを見つめながら、この地で繰広げられた南北戦争の昔にはるか思いをはせたのである。更にミシシッピー河を越えて広がる棉《ワタ》畑に沈む夕陽は、「風と共に去りぬ」のシーンにも似て忘れられない壮観であった。

◆講演旅行での休日

メンフィスでの束の間の「休日」を楽しんだ翌日、ワシントンＤＣ経由で次の目的地のヴァージニア州シャーロッテビルを訪れた。この地で国際学会が三日間開かれるからである。といっても限られたメンバーだけの小さな集まりであったが、私はいわゆるマンモス学会よりもこのような地味なこぢんまりした会が好きである。

シャーロッテビルはメンフィスに比べ一層田園都市のたたずまいをみせ、市内には大学の建物が点在し、むしろ大学構内に市街があると言ってもよい。もちろん泊ったホテルも構内にある。そして大学のシンボルにもなっているローマのパンテオンを模したロトンダを中心に、広大な芝生の中庭を囲んで各学部の建物が点在している。市内には大学専用バスが走り、一般人も便乗できるので好都合である。とは言っても、一般人と大学関係者とは容易に区別できず、それ程街が大学にとけ込んでいる証拠かもしれない。学会も大学付属の生涯教育センターで開かれた。

　メンフィスに劣らぬ新緑と市内いたる所に植えてある満開の花みずきに、しばし俗界を忘れるほどである。とくに花みずきは米国の国花であり、またヴァージニア州花でもある。不思議に日本でみる花みずきに比べ本場では格段に美しい。澄みきった青空を仰ぎ、芝生で再び日光浴をしていると、わが青春時代に起ったこの国との戦いや、貿易摩擦・半導体問題などの最近の話題ははるか彼方のものとなってしまう。

　合衆国第三代大統領トーマス・ジェファーソンの設計になるこの大学は一八一九年に創立され、今でも緑の中に点在する赤レンガと白い漆喰《しっくい》で統一された端麗な建物を使っている。学生達は早くも夏の軽装で教室に急いだり、放課後の日光浴やスポーツを楽しんでいる。一方では卒業シーズンを前にして、夕刻からは思い思いのパーティーに向う学生達も見受けられる。

　そもそもシャーロッテビルを中心としたアルベマーレ郡は、初期の移民時代からすでに自然の美しさと肥沃《ひよく》な土壌が好まれていた。気候も温和で、人心も和《なご》やかな上に、大学が出来てからは文化水準も高まった。したがって今でも市民は観劇・コンサート・講演会・討論会・運動会などの行事に参加し、高い文化生活を楽しんでいる。

学会は前夜のレセプションからはじまり、丸三日間約百名の参会者が熱心な討議を続けた。但し午後は大体三—四時頃には終り、それからジェファーソン大統領の住居（Montecello）を訪れたり、郊外の庭園でのパーティーを楽しむことができた。目にしみる新緑と花みずきのもとにヴァージニア・ワインを飲みながらの歓談は、八時を過ぎてもなお明るい地の利もあって忘れられぬ想い出となった。アメリカ産のワインはカリフォルニアだけと思っていたら、このヴァージニア・ワインもなかなかいける。これもジェファーソン大統領がこの地の気候・風土が欧州のワイン産地と似ていることから栽培しはじめたとのこと。何処までも故人の遺産は大きい。

今度の米国旅行は講演と学会出席が目的で、題名の「休日」はあまりふさわしくないかもしれない。しかし自分の好きなことをしゃべったり、聞いたりすることは決して疲れない。むしろ久しぶりにわが国には珍しくなった自然にかこまれてゆっくりできたので、やはり「休日」と言ってもよいのではなかろうか。

22 はなみずきの下で

（一九八八年五月）

どこでも新緑の季節は美しいが、昨年のゴールデン・ウィークにはバージニアの春を満喫することができた。といっても、たまたまシャーロッテビルで開かれた国際学会に出席したので、表題のように満開のはなみずきの下で大いに勉強した、というところである。

首都ワシントンD.C.も新緑が美しかったが、有名なポトマック河畔の桜は既に散ってしまい、いささか淋しかった。しかし車でシャーロッテビルに近づくにつれて次々と満開のはなみずきが百花繚乱と咲きほこっていた。白やピンクの花は新緑に映え、また澄んだ青空をバックに息をのむ程である。もちろん大学の構内にも至る所にはなみずきが植えられ、我々の学会場になったバージニア大学生涯教育センターの庭にもまばゆいばかりのはなみずきが咲きほこっていた。文字通りはなみずきの下の学会といえよう。

そもそもはなみずきは“dogwood”と呼ばれているが、ついにそのいわれは教えてもらえなかった。米国の国花であることはよく知られているが、バージニア州の州花でもある由で、やはり首都周辺の花が一番見事なのであろうか。ともあれ、日本で見る花に比べ、格段に美しいことは事実である。はなみずき以外にも、こぶし、つつじ、しゃくなげなどいっせいに咲きほこっているが、何といってもはなみずきの美しさにはかなわない。

さて、このバージニア大学は合衆国第三代大統領トーマス・ジェファーソンが設計し、創立した古い歴史を誇る大学である。大統領はシャーロッテビルをアカデミック・ビレッジとする構想で、一八〇九年に二期にわたる任期を終え、晩年の仕事として七五歳でこの大学を創立した。その中心は大学本部（ロトンダ）で、ローマのパンテオンを模した建物である。そして広大な芝生の中庭を囲んで回廊でつながれた学生寮や教師館（パビリオン）・講堂が建っている。医学部の建物も病院も含めて同じような赤レンガと白いしっくいからなる様式で、近代的な建物に比べて学問の場にふさわしく、落ち着いた安定感がある。

この様式は郊外の小高い丘の上に建つジェファーソンの旧居（モンテセーロ）にも見られ、均整のとれた美しさは今でも多くの観光客を魅了している。このモンテセーロは、端麗な外観のみならず、機能的にも今から二〇〇年近い昔にしては数々の工夫がなされているのに敬服する。例えば今の空調設備のような構想が既に応用され、また陽あたりのよい茶室などは極めてモダンな設計である。これは単なる政治家というだけでなく、同時に多才な科学者でもあったジェファーソンの才能を物語るものであろう。

そもそも米国各地の中で、このアルベマーレ郡一帯の風光は特に美しく、ヨーロッパの風景を思い出させる。事実この辺ではぶどうが栽培され、芳醇なバージニア・ワインも楽しむことができる。また郊外のブルー・リッジ・マウンテンでは箱根連山を思い出させる変化に豊んだ箱庭的な風光も楽しむことができる。気候も温和で、地味も肥え、初期の移民時代から今日まで変わらぬ静かなたたずまいを見せていた。まさに学園都市の名にふさわしい。

23 バージニアの春

（一九八七年七月）

われわれの専門領域に残された大きな謎「脳血管攣縮《れんしゅく》」に関する国際シンポジウムに出席するため、去る五月初めバージニア大学を訪れた。この大学は首都ワシントンの南西、車で約二時間のシャーロッテビルに在るが、この地で生まれた合衆国第三代大統領トーマス・ジェファソンが設計・創立した歴史のある大学としても知られている。

ハイウェイを走ってシャーロッテビルに近付くにつれ、アルベマーレ郡一帯のスイス風の美しい風景が目に入ってくる。この辺は初期の移民時代から、温和な気候、肥沃な土壌が好まれ、故大統領の大学都市計画は今日でも立派に受けつがれている。

この時期は丁度いたるところに植えられている花みずきの満開の季節である。折からの新緑に映えた白やうす桃色の花は、さすがに米国の国花であり、バージニア州花でもある美しさを誇るにたるものであろう。

大学のキャンパスの境界もはっきりせず、まるで大学の中に市街があるといったほうがよいかもしれない。ただ、その中心はやはり故大統領の設計になる“academic village”である。彼は二期にわたる大統領の任期を一八〇九年に終え、晩年の仕事として七五歳でこの大学を創立した。ちなみに、彼の起草した合衆国の独立宣言は一七七六年七月四日に公布されている。

広大な芝生のグランドを囲み、ローマのパンテオンを模した大学本部（ロトンダ）や学生寮・教師館が建っている。すべて赤レンガと白いしっくいで統一され、それぞれが回廊でつながっている。学生達は早くも夏の軽装で日光浴やスポーツを楽しんでいるが、何処にも立看板や落書はみられない。丁度学年末にもあたるので、夕方からは随所でパーティが開かれ、思い思いの盛装で芝生を横切る学生もみられる。

わが国でも大学が次第に都会離れの傾向にあるが、平和な学園づくりは、まず環境の整備からというところであろう。昨年の同じ時期に訪れた端麗なボン大学に加えて、私自身が学んでみたい大学がまた一つ増えたことになる。

◆アジア・オセアニアの旅から

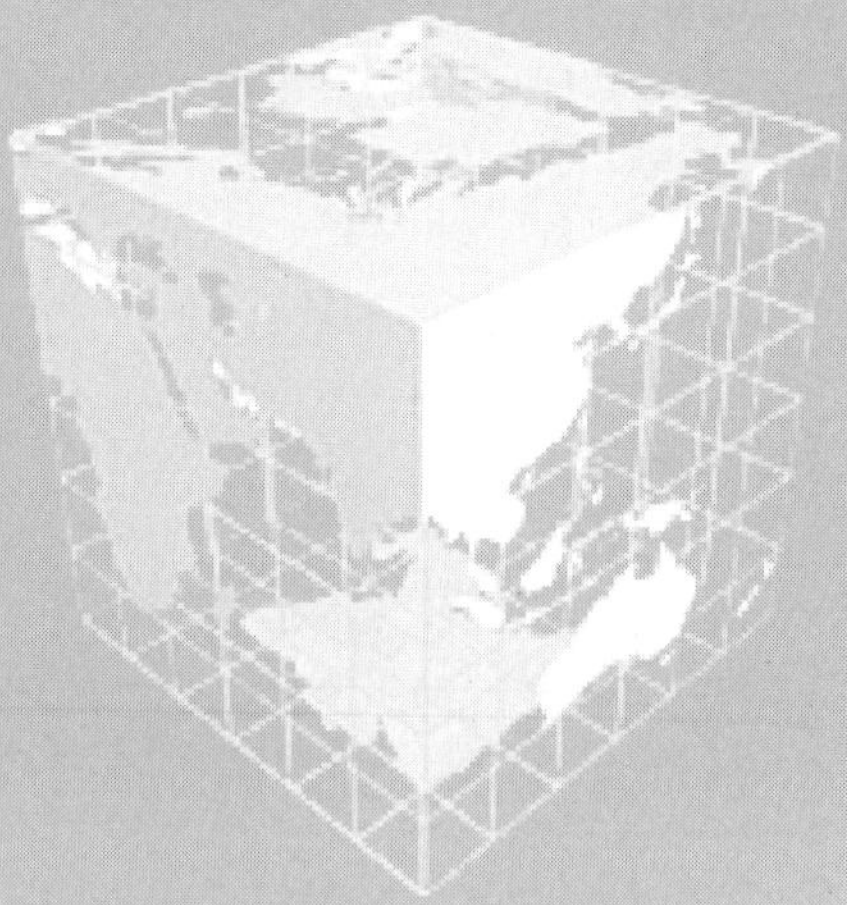

24 史蹟と教育

（一九九二年）

先ごろ、中国衛生部の招きで北京、武漢、上海と駆け足で回ってきた。それでも寸暇を割いて故宮（紫禁城）、万里の長城、曾侯乙墓出土文物（湖北省博物館）など、はじめて中国の古い文化に接することができた。月から肉眼で見える地球の唯一の建造物といわれる長城も、一部を除いてだいぶ破損がはげしいという。かつてインドでタージ・マハルを訪れた時にも思ったことであるが、国連の援助で如何に保守に苦心しても、結局いつかは消え去る運命にあるのではなかろうか。その意味では、すでに紀元前一〇世紀から続いているヒンズー教のほうが、はるかに永い寿命を持っていることになる。

大学卒業と同時に敗戦を経験した私は、その折に「国破れて山河あり」を実感した。しかしその美しいわが国土も「列島改造」の美名のもとに、今ではだいぶ荒らされてしまった。私の生まれ、育った山手線の高田馬場駅界隈なども、当時の面影はまったくなくなっている。先ごろの「地球サミット」でも、この自然をどれほど救うことができるであろうか。

それにひきかえ、一週間の旅行の間に味わった各地の中国料理の味は、まったく素晴らしいの一言につきる。スッポンや蛇などの料理がいつごろから始まったかは知らないが、今日まで料理法が受け継がれ、今後もまた永く後世に引き継がれてゆくであろう。平家物語や方丈記に教わるまでもなく、形あるものはいつかは必ず消滅してしまう運命にある。しかし食文化のみならず、われわれが父祖から受け継いでゆく無形の遺産こそは不滅である。その意味で教育こそ最も手近にある史蹟の保存法ではなかろうか。

25 晩秋の胡同

（一九九三年一月）

昨年は、春・秋二回北京を訪れた。秋には有名な北京飯店に隣接する貴賓楼飯店に泊まったので、城内の胡同を散歩することができた。ホテルからは紫禁城を一望でき、正面は、天安門広場に通じるメイン・ストリート（東長安街）に面しているが、裏側にはまだまだ古い北京が残っていた。随一の繁華街である王府井も至近距離にあり、東京でいえば銀座の裏通りといったところであるが、そこには庶民の生活がみられる。

南北に走る晨光街の両側には、八百屋、果物屋、雑貨屋、煙草屋、駄菓子屋、軽食堂（小吃店）などが軒を連ね、狭い歩道は、無数の自転車、乗り上げた自動車、そして大量のゴミに占拠され、とてお散歩どころではない。しかも至る所に入荷したばかりの白菜が積み上げられ、冬を迎える準備に忙しい。捨てられた白菜の汚れた葉の山も同様に歩道を塞いでいる。

この晨光街から東西に無数の路地がのびていて、ここはもう車もあまり通らず、のんびり散歩ができる。レンガの塀や住居の壁に囲まれたこの路地こそ、北京名物の胡同（フートン）である。胡同に面した門の中をのぞくと、中庭があってどうも四合院形式になっているらしい。ジュースのびんが四、五本、飴玉少々、名物の糖葫芦（タンフールー）などを並べた店もあり、自由商売の魅力がわかってきたようにもみえる。

わずか六カ月しか経っていないが、たしかに前回とは違う変化を感じとることができる。世界中で一番美しい街といわれる北京にも、やはり近代化の波が押し寄せ、いまや新旧入り交った不調和な町並みになりつつある。今度来る時にはこの胡同もどうなっているであろうか。

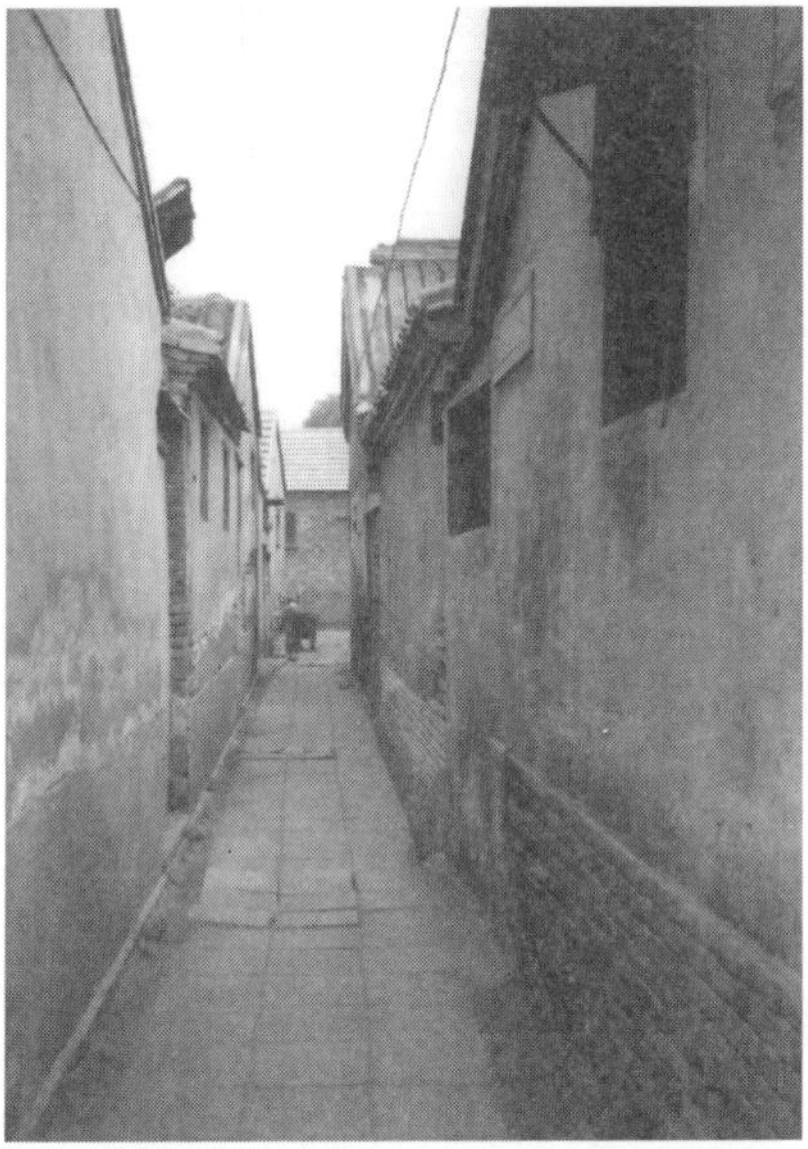

胡同の両側は四合院形式の民家である

北京ダックの味ばかりでなく、素晴らしい北京の秋や、四千余りもあるという胡同も、われわれが残してゆかねばならぬ貴重な財産のように思える。

26 胡同再訪

（一九九六年一月）

三年前、この欄に「晩秋の胡同」と題する拙文を寄せたことがある。はからずも昨年同じ頃に北京を訪れる機会があったので、寸暇をさいて、いくつかの胡同を歩いてみた。

東京の下町にも無数に路地があって、古き江戸情緒を少しは楽しめるが、胡同の雰囲気は全く異なる。

先頃、新潮社から徐勇氏の『胡同（北京の路地）』と題する写真集が出版されたが、筆者はこの素晴らしい光景を追って路地から路地へと歩いてみた。しかし前回ほど寒くなかったためか、未だ白菜の山も少なく、ただ人通りばかりが目について、せっかくの期待が外れてしまった。それに駄菓子、雑貨、小間物、果物、野菜などを売る小さな店がやたらに増え、確かに活気はあるが、ありふれた猥雑、喧騒の巷と化して、写真集のような静寂な景色はついに出会うことができなかった。

考えると、この本に出てくる胡同には人影がほとんど見られない。あれだけの人口稠密地帯なので難しいかもしれないが、おそらく時と場所を選べば、まだまだ筆者の望むような胡同を歩くことも出来るのではなかろうか。しかし残念ながら、駆け足の旅行者の身ではそれもかなわない。

中国の近代化はめざましい。そのこと自体はすばらしいが、逆に観光客の増加は大いに気掛りである。高層建築が増えて、物資も豊富になり、車の往来も激しくなれば、昔ながらの胡同は早晩消えてしまう運命にあるのではなかろうか。

「今日の胡同は、見捨てられていく旧式の生活用具のように、外来の観光客や多くの北京人の目から見れば、もう色褪せて見劣りするもののようである」と徐勇氏も書いているが、筆者はいつか静寂な胡同に巡り合いたいと思っている。

27 またも胡同へ

（一九九六年八月）

先頃、またも北京の胡同を訪れる機会に恵まれた。本年六月、たまたま天安門事件七年目の記念日に、瑠璃厂で買物のあと、寸暇を割いてガイド氏は筆者を静かな胡同へ案内してくれた。

まず訪れたのは、にぎやかな前門西大街の地下鉄和平門駅から北に北新華街を入ってすぐの西交民巷で、車こそ通っているが、もはや大通りの喧噪はない。なんでも東・西交民巷を合わせて全長三キロは、今や三〇〇〇箇所足らずに減ってしまった北京の胡同のうちで、最長の通りの一つといわれる。

胡同の起点北側は、堅固な煉瓦塀に囲まれた四合院で、北京市人民政府文物事業管理局によって「保存建築」の立派な表示板が付けられている。しかし正門は固く閉じられ、木戸を叩いても全く反応がない。おそらく普段は、一般の見学はお断りにしているのであろう。

この家の壁に貼ってある「前細瓦厂胡同」という矢印のついた赤いプレートを見ながら、もう一本北側の胡同に入ると、一層静寂な雰囲気に浸ることができる。先の「保存建築」ほどの豪邸ではないが、通りすがりの人に紹介されて、とある家の門をくぐってみた。「蓮花山下院」と堂々たる表札のある門の奥には期待した中庭はなく、わずかな空間、狭い路地、そして二抱えもある庭木が一本そびえている。四合院を構成する各棟が、おそらく手狭になって中庭に建て増しした結果が、このようになってしまったのであろう。すだれやカーテンに遮られて、物音一つしない室内のたたずまいはつまびらかでないが、風通しがよくてとても涼しそうである。しかし軒先に吊した洗濯物から、住んでいる人の年・格好が想像できる。

胡同の家は平屋なので、このパティオの上空は遮るものがなく、小宇宙が楽しめると聞いていたが、近代化の波は胡同にも例外なく押し寄せているようである。次の機会には、「日除け、金魚のかめ、石榴の木、ご主人、番犬、太ったお手伝いさん」の諺で知られている、夏の夕涼みを是非とも見せてもらいたいものである。

28 サラワクの70時間

（一九九一年一〇月）

国際協力事業団の用務で、昨年の暮れに初めてマレーシアを訪れた。往復とも首都のクアラルンプールに寄ったので、目的地のクチンにはわずか七〇時間しか滞在できなかったが、いろいろな意味でこの土地に興味を持った。

クチンはマレーシア最大のサラワク州の首都であり、このサラワク州とサバ州はマレー半島から離れてボルネオ島の北側にある。ボルネオの南側はインドネシア領であるが、北は天国、南は地獄といわれるほどに差がある。なおマレーシア領のほぼ中央に、石油で有名なブルネイという小さな独立国がある。

近代的な大都会に発展したクアラルンプールから南シナ海を東に飛ぶと、一時間半でクチンに着くが、機上からみる限り鬱蒼とした密林で覆われた田園都市である。マレーシア全土の面積の六〇パーセントをボルネオ島の二州が占めているにもかかわらず、人口はわずか一五パーセントにすぎないだけあって、クチンの街はクアラルンプールに比べてはるかに静かで美しい。サラワク州はマレー半島から離れているせいか、マレーシア連邦の一員には違いないが、州の権限が強いようである。面倒なことにクチン空港到着時にはクアラルンプールでの入国と同様に、再び入国審査の手続きが必要であった。

　クチンとはマレーシア語で〝猫〟の意味とのことであるが、サラワク川をはさんで両岸に開けた〝水の都〟ともいわれている。また他の街と違い、約百年間にわたりイギリス人のブルック王家の支配下にあったこともあり、一見ロンドン郊外と間違えるような一角もあるし、中心部にはコロニアル風の洒落た建物が今でも残っている。街でみかける人はほとんど中国系やマレー系であるが、周辺にはバジャウ、ムルト、カダザン、ビタユウ、イバンなど土着の少数民族がそれぞれ独特の生活を営んでいるという。

　この地方は、豊富な資源に恵まれ、裕福な土地として知られ、年間を通じて気候は温暖で雨が多く、生息する動植物の種類も多い。有名なのはまず胡椒で、この付近は世界最大の胡椒の生産地でもあり、二、三メートルにもなる胡椒の木が生育している。クチンは海岸からサラワク川を遡った港町であるが、この港から胡椒や熱帯果物が今でも積み出されている。

　寸暇を割いて有名なサラワク博物館を訪れた。この博物館の旧館はちょうど百年前に英国人によって建てられたもので、ノルマンディーの民家風の洒落た建物である。豊富な展示品の中に、捕獲した鮫の腹から出た〝まりも〟様の頭髪でできた毛だま（直径一五センチもあるか）や、入れ歯など、この地方の恐ろしさを物語る証拠品もみられた。入れ歯というからには襲われた人は文明人に違いないし、時期もそれほど昔のことではないであろう。しかし私はこのような人食い鮫がサラワクのどの辺に出没するのかは、ついに聞き漏らしてしまった。

　博物館にはまた、この地方の現地人の住居の一部が復元されて、首狩り族の頭蓋骨まで飾ってあった。この住居は一種の共同住宅で、一棟に一部族全部が住んでいるので横に長く、ロングハウスと呼ばれている。今でも川の近くに残っていて、観光客用の宿泊施設もあるという。このロングハウスは日本の長屋に似ているが、骨組みは棕櫚の木でできていて、屋根は椰子の葉で葺いてある。すべて高床式で、一棟に少なくて三〇ないし四〇所帯、多い時には一〇〇所帯もの家族が住んで共同生活を営んでいる。もちろんプライバシーはあまりないが、所帯単位にしきられた部屋が横一列にならび、各部屋の前面は、いろんな作業や来客の応接に使用するために共同のベランダになっている。われわれが泊まったヒルトンホテルのロビーにも精巧な模型が展示してあったし、クチンにもロングハウスというホテルがあるほどで、この辺の名物には違いない。

　ヒルトンホテルから目の前に水量の豊富なサラワク川を見下ろせるが、水の色は残念ながら濁って、泥の色をしている。対岸には白亜のマルガリータ砦があり、みどりの芝生といいコントラストをなしている。さらに左手上流には船着場や商店街があるが、対岸への交通は、はるか上流にある一本の橋と、タンバンと呼ばれる屋根付きの渡し船に頼るしかない。少し遠くを見ると州政府が使っている高層ビルや、玉葱のような屋根をした回教寺院がみられる。さらに遠くにはかなり険しい山と南シナ海が見渡せる。雨季の始めのせいもあって、ときどきスコールが来るが、一日中降り続くことはない。

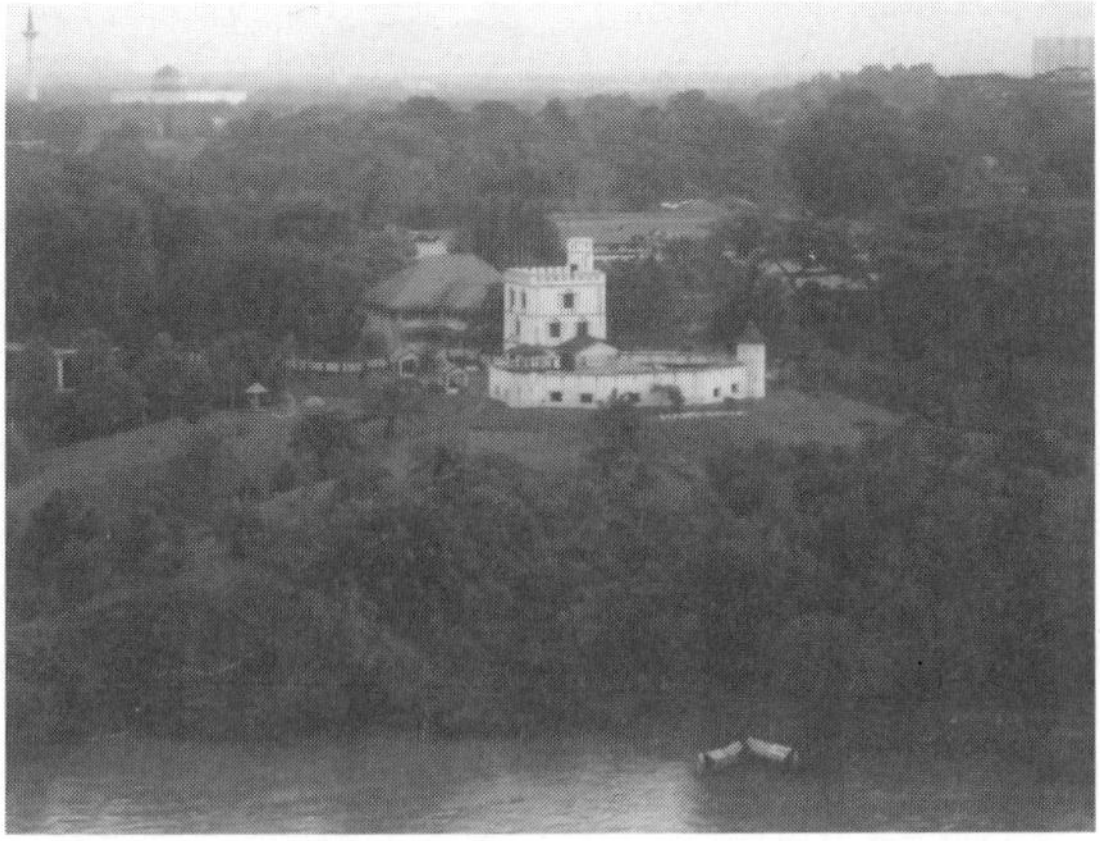
サラワク川畔のマルガリータ砦

食事はホテルでとる洋式の朝食以外は、何でもお好み次第である。もっとも朝食に中華風の粥をたのむこともできる。マレー風の焼き飯（ナシ・ゴレン）、五目炒飯（ナシ・チャンプール）や、焼きそば（ミー・ゴレン）はちょっと辛いがわれわれの口によく合う。ボリュームもたっぷりで、とうてい全部は食べきれない。さすがに中華料理屋はたくさんあって何処でも本場の味がするし、在留邦人たちと一緒に食べた和風の海鮮寄せ鍋（なぜかスチーム・ボートという）は材料も豊富で非常においしかった。「ききょう亭」と呼ばれる唯一の日本料理屋もあるが、ここでは似て非なる〝すき焼き〟や〝海苔巻き〟を出されて驚いた。聞くところによるとこの店は、日本との友好を目指してマレーシア政府の肝煎りでできたという。

この地方の特産物をさらにひろってみると、まず中華料理のスープの材料として珍重される燕の巣がある。これは同じサラワク州でもブルネイに近いミリにあるニヤの洞窟で採れる。此処は世界でも最大級の石灰岩の洞窟で、約四〇年前に考古学者によって発見された。この洞窟の調査で、人類が四万年も前に住んでいたことが解明され、その遺物が先のサラワク博物館に展示されている。数百万羽の海燕がこの洞窟内に生息し、この巣を採って日本や中国に輸出しているし、土産物屋にも並んでいる。ただこの巣を採る作業は、洞窟の高い天井に登るので非常に危険であるときいている。おそらく燕の巣が高価なのは、このリスクのためではなかろうか。

マレーシアではどこへ行っても熱帯の果物が食べられるが、クチンではちょうどドリアンのシーズンに巡り合わせた。夜、大通りの両側にたくさんの露店が出て、お客は昔懐かしいアセチレンランプに照らし出されたドリアンの品定めをする。ちょうど食べ頃のドリアンを選ぶと、われわれ旅行者はその場で割ってもらってせっせと立ち食いすることになる。つまりあまり強烈な匂いがするので、ホテルに持って帰ることは禁じられているからである。この匂いは確かに馴れないうちは鼻につくが、大蒜のように他人にはあまり匂わないらしく、エレベーターに乗り合わせた時に微かに匂う程度である。

さてドリアンは果物の王様といわれ、マレーシアでも一番高級な果物であるが、土地の人もせっせと食べている。一種の強精剤にもなるという話であるが、私はたらふく食べて翌日はお腹をこわしてしまったので、もう一度挑戦したいと思っている。小さなラグビーボールのようなとげのある実がなっているドリアンの木（この木が何本かあれば大きな財産であるともいわれている）をいまだ私は見ていない。ドリアンはぼつぼつ輸入されはじめたようなので、そのうち日本でも食べられるようになるかもしれない。今度食べたのは、図譜によるとドリアン・クラ・クラという種類のようであるが、他にもいろいろなものがあるらしい。クラ・クラは乳白色のクリーム状の実が入っているが、もし種まで食べると三〇分後には、吐き気を催して倒れてしまうという。その他にも東南アジアの他の国では味わったことのない果物はいくつかあったが、今記憶に残っているのは、少し酸味のあるスターフルーツやランプータン、マンゴスチンなどわずかである。いずれにしてもこの種の珍しい果物は類似の味が日本にはないので、人から聞かれてもうまく説明のしようがない。

　果物だけではなく、この地方は各種の蘭や色とりどりの蝶でも有名である。そのうえ最近急速に減りはじめているオーランウータン（森の人の意味）は、サラワク州にも住んでいたが、今は北のサバ州サンダカンの近くに広大な保護区が設けられている。このような政府の援助による自然保護区はウミガメにも設けられ、やはりサンダカン沖のタートル諸島には百歳以上のウミガメが保護されているという。

　その他サラワクには五〇〇種以上の鳥がいるといわれ、燕の巣を作る各種のアナツバメをはじめ、あまり見たことのない珍しいサイチョウ（犀鳥・hornbill）もよく知られている。そして特徴的な姿は州の紋章にも使われている。紋章といえばマレーシア連邦の国章には二匹の虎が描かれている。このサイチョウは真っ黒なからだにアイボリーの鋭い嘴とオレンジ色のとさか（？）がついていて、首と尾は白いものもある。この嘴でいろいろと細工物ができるらしく、乱獲されて絶滅に瀕しているので、今は、国際保護鳥に指定され、厳重に保護されている。私は剥製を博物館で見て、木彫りの鳥をお土産に買って満足することにした。いずれ何処かで実物にお目にかかりたいものである。

最後に紹介するクチン名物に、イカットがある。これは例のイバン族の民族布であるが、れんが色の糸で織ったもので、たいていは人間の模様がかなり抽象的に描かれている。膝掛けぐらいの大きさでも数万円もする。しかし最近、原住民たちの民芸品が注目され、各地から収集家が押し寄せるようになったので、それなりにまがい物が出るようになったという。ちなみにこの本の表紙カバーの装画に借用したイカットは、筆者が国立サラワク総合病院から贈られた記念品である。

サラワク州政府が観光にも力を入れているといっても、この地方にはいまだ破壊されていない自然がいっぱいある。このような素晴らしい環境は何としても守りたいものである。それにしても今回クチンに滞在した三泊四日では、あまりにも短すぎる。ウミガメの産卵がみられるクチン沖のタラン・タラン群島や、州北部の都市シブ、ビンツル、ミリなどにも行ってみたい。私は近いうちに再訪の約束をして、クチンの街にマレー式の別れの挨拶をした。
スラマット　ティンガル。

29 ボルネオ管見

（一九九一年八月）

国際協力事業団（ＪＩＣＡ）の用務で昨年一二月にボルネオを訪れた。サラワク州クチンには僅か三泊しただけの慌しい旅行であったが、この土地が大変気に入った。首都クアラルンプールから東シナ海を真東に飛ぶと、僅か一時間半で南国ムード溢れるクチン空港に到着するが、首都の喧騒に比してきわめてひっそりした佇まいがまず気に入った。

宿舎のヒルトンホテルから見渡す限り、クチンの街はこんもりとした森に埋まり、遠くに小高い山がいくつか見えるくらいである。ホテルはサラワク川のほとりにあるが、街は川を挟んで南北に広がり、市の中心である南側にはコロニアル風の街並みが残っていて、活気あるマーケットがいろいろな商品を並べていた。ちょうどドリアンのシーズンで、夜遅くまで露天の果物屋が賑やかに営業していた。あとで聞いたところでは、クチンのドリアンは特に美味しいとのこと。土地の人も夜店をひやかしながら味見をしたり、値切ったりして楽しそうである。

ボルネオ島は、北三分の一がマレーシア領、南三分の二がインドネシア領である。北は気候が良く暮らし易いが、南は地獄と言われている。首狩で有名なイバン族も、今では「イカツト」と呼ばれる変わった民族布を織って平和に過ごしている。それでもサラワク博物館で見た、鮫の腹から出てきた人の髪でできている大きな毛玉や入れ歯を見ると、いささかこの土地の恐さがわかったような気がする。しかし、最近は日本からの直行便もあるし、香港とはかなり頻繁に往復しているので、そのうちに日本人が溢れるリゾート地になってしまうかも知れない。

30 昼下がりのロングハウス

（一九九四年一月）

去る六月の末、一年半ぶりでサラワクに出掛けた。いつものように、今回もあまり余裕がなかったが、寸暇をさいてかねがね関心をもっていた原住民の村落を訪れることができた。所々に胡椒の畑やゴムの木、ココ椰子の林を眺めながら、雨上がりの悪路を四ＷＤで約五〇キロ走ると、ボルネオ特有の熱帯雨林のなかに、ベヌーク村（カンポン）が現れた。

村の入口には料金所があり、観光客歓迎の姿勢がうかがわれるが、われわれの他には人影がみられない。門をくぐって村に入ると粗末な梯子で、「ルアイ」と呼ばれる共同ベランダに昇ることになる。ロングハウスの名で知られる建築様式は、サラワク地方だけでなくボルネオ全域にみられる特徴的な高床式共同住宅、いわゆる長屋である。竹を割って並べただけの開放的なベランダは、広場・通路・作業場・応接間・宴会場など多目的機能を果たし、各戸共通である。戸口に座っていた老人の許しを得て屋内に入ると、中は薄暗く、家財道具も少ないので広々とした感じである。適当に通風効果があるので、案外涼しくて居心地もよい。

この地方の先住民族としては、人口の三分の一を占めるイバン族が有名で、別名、首狩り族とも呼ばれるごとく、かなり戦闘的な種族であるという。しかしこの首狩りの風習は他の種族にもあったようであるが、ただイバンが最後まで残していたので、イバン族イコール首狩り族とされてしまったという。

同様に、このロングハウスもイバンの住居とは限らず、今回訪れたベヌーク村は、もっとも温和な種族といわれるビダユウ族のカンポンである。そのためしばしば他の種族に襲われたり、子供達をさらわれたりするうちに、訪問者に対して警戒心が強くなり、冷淡になってしまったという。

案内書によれば、ここの三棟のロングハウスに二〇〇家族が住んでいるというが、子供達以外にはほとんど住人をみかけない。売店やミニ博物館でも声をかけなければ人が出てこない。主な働き手たちは、どこかに出ているのであろうか。まったくひっそりと静まりかえったカンポンの昼下がりであった。

Ⅳ　異文化への旅

欧州篇

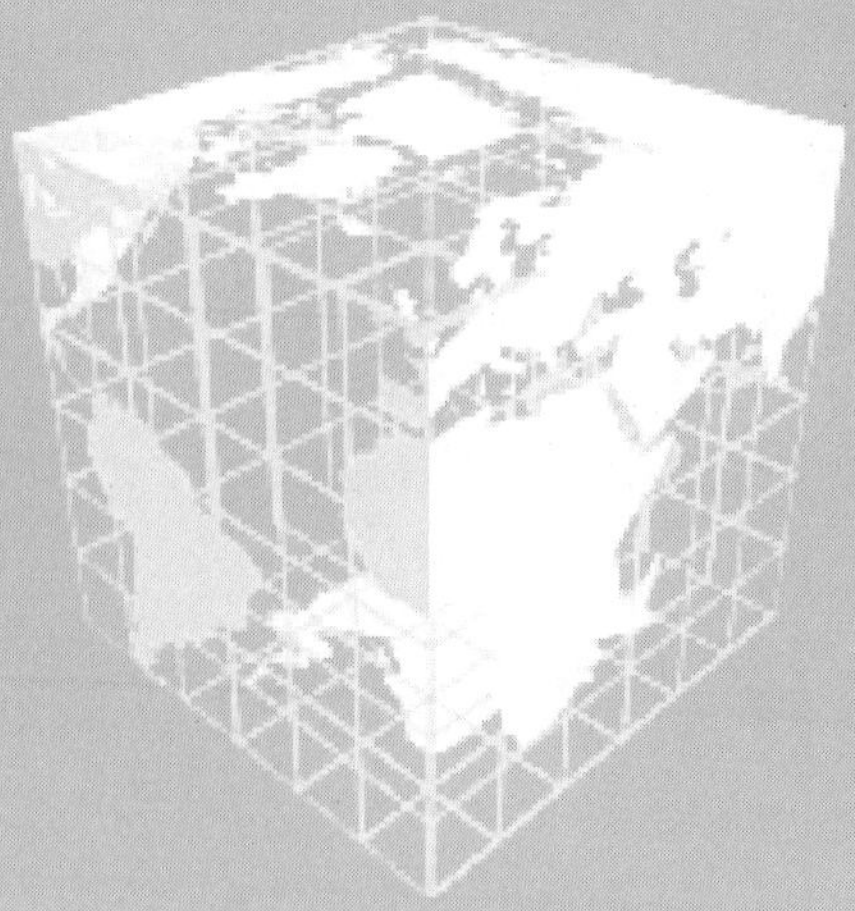

31 ほんとうのもてなし

（一九七四年八月）

私がオックスフォードを初めて訪ねたのは、今から一昔も前の九月初めの午後であった。イギリスの秋は早く、冷い雨がよく降るがその日は珍しく快晴で、大学の周りには素晴しい田園風景が展開していた。

初対面のペニーバッカー教授から、早速教室員全員に紹介してもらい、更に病室回診で入院患者を一人一人丁寧に説明してもらった後、図書室・研究室・脳波室・手術室などもくまなく案内してもらった。いささか疲れて教授室に戻ると、今度は街のレストランの評判や郵便局・床屋の場所を教えてくれ、院内食堂の昼食券まで買っていただき、すっかり恐縮してしまった。

そして明朝から勤務かと思っていると、明日の午前中は特に休暇を与えるから、近くの牧場に行ってねっころがって、探偵小説でも読みなさいとのことである。言われる通りに私は草原にねそべって、イングランドの初秋の空を十二分に仰ぐことができた。そして旅の疲れもすっかりとれて、それからは元気に勉強を続け、今でも忘れ難い思い出になっている。もう二度とこんなチャンスに恵まれることはないであろう。

昼寝といえば、ローザンヌのザンダー教授のお宅でも、プールサイドにデッキチェアを出していただき、はるかにレマン湖とアルプス連峰をながめながら、一日中日光浴を楽しんだこともあった。この間まったくおかまいなしで、ただきれいな空気と、日光と、休養がもてなしのすべてであったが、しかしどんなご馳走よりも印象に残っている。

私達も及ばずながら、お客さんにこんなスマートなもてなしがしてみたいものと思っている。

32 旅と言葉

（一九六六年五月）

とにかく英会話だけで何とかなるだろうと、安易な気持でヨーロッパ七ヵ国の旅に出掛けた私も、羽田を離陸したとたんにルフトハンザ・ドイツ航空機内の、

「マイネ・ダーメン・ウント・ヘレン……」

というスチュワーデスのアナウンスに、はやとまどってしまった。

考えてみると私の訪問国の中で英語が何処でも大いばりで通用するところは、当然のことながらイギリスだけである。その他の国では仕方なしになまりの強い、不正確な外国人の英語に耳をすまさねばならなかった。しかしそれはまだよい方で、古く高校時代に教わった鹿子木コルネリア先生のドイツ語会話を思い出したり、大学時代に暇にまかせてアテネ・フランセに通った当時の記憶をよびもどしたり、はてはイタリア映画にこって、少しイタリア語を独学で勉強した当時の知識をもちだしたりした。そして案じていた食物よりもむしろ言葉にさんざん苦労したあげく、どうにか路

に迷うこともなく、盗難にもあわず、病気もせず、腹もすかさないで無事帰ってきた。

　こんなわけで帰ってきてからはじめて不用意に出掛けた自分のうかつさが悔まれ、言葉だけは一日でも、一時間でも余計に勉強してゆきなさいよと、方々に宣伝している。これは当り前のことではあるが、たださえ横文字に弱い日本人が、外国旅行の途中至るところで失敗を重ね、野蛮人ぶりを発揮している様子を直接見聞してみると、わが貧しい体験記を綴るのも、おそまきながら先輩としての義務と考えるからである。

　最初の一〇日間を過したスカンジナビアの三ヵ国ではそれでも英語がかなり通用した。これらの国では英語が義務教育となっている由である。そして多くの観光客が訪れるせいか、ホテルでも、デパートでも英語で何とか間に合う。この旅ではじめて英語らしい英語を使った相手である、ストックホルム空港のガイド嬢などは実に流暢な英語を話した。ただオスロの街頭では路に迷ったドミニカの船乗りが、誰に話しかけても彼のなまりの強い英語では通じないので、とうとう私がつかまってしまい、ドミニカ大使館を一緒に探してやったこともあった。

　コペンハーゲンのタクシーの運転手は三人に一人英語が話せるという。ＴＡＸＡというのがその標識で、料金は少し高いが旅行者には安全である。日本の白タクに当るのはＴＡＸＩと呼ばれるが、勿論公認である。

　しかし英字新聞などは簡単に手に入らず、この国の新聞を買ってみたが、さっぱりわからない。

週刊誌なども英語版は米国の「ライフ・タイム」や「プレイボーイ」などしか見当らなかった。

放送も勿論デンマーク語であるが、発音がきれいなので聞いているだけでも楽しい。殊に女性アナウンサーの声などは毎晩枕許で子守歌がわりに聞きほれていた。そしてすっかり私はスウェーデン語の魅力にとりつかれてしまった。北欧三ヵ国の言葉は少しずつ違うがお互いには楽に通用する由、中でも私はスウェーデン語が一番気に入った。

国際脳神経外科学会では英・独・仏語が公用語とされ、同時通訳のイヤホーンも座席に用意されていた。しかし大部分の演者は英語を使い、仏・独語は余り使われなかった。

ドイツでは私の下手なドイツ語が、得意にしていた英語よりもよく通用するのにはおどろいた。これは当り前のことかもしれないが、仕方がないので一生懸命ドイツ語を思い出し、時には英独チャンポンになりながら奮闘した。

国際都市ベルリンでは観光バスの案内嬢の堪能な語学力にはおどろいた。とにかく同じ説明を独・英・仏語の順で立板に水を流す如く一瞬にして片付けてしまう。英語の質問の様な応用問題にも、あっさり英語で返事をしてくれる。チェックポイント・チャーリーで交替して乗込んで来た東ベルリンの案内人は目から鼻に抜ける様な賢い男で、商売とはいいながらこれ又とても流暢な英語を話した。

タクシーの運ちゃんにも行先はドイツ語で言うに限る。例えばハンブルクで大学病院に行くのに、

「ノイロヒルルギッシェ・ウニベルジテート・クリニック・エッペンドルフ」

と舌を噛みそうになりながらやれば、彼もそれをやはり舌を噛みそうになりながら繰返し、すっかり御機嫌になってドイツ語で色々と話しかけてくれる。とにかくドイツでは、

「ビッテ・シェーン」とか、

「ダンケ・シェーン」とか、

使っていれば何とか間に合うこともわかった。とても便利な言葉である。

ケルンでも、ハイデルベルクでも、ヴュルツブルクでも大学病院のお医者さん達は余り英語を話さない。特別な人を除いてはどうみても英会話は私達より下手である。英語の専門書も余り読まないらしい。ドイツ人の「ドイッチュランド・ユーバー・アレス」という思想が今でもなお根強く残っているからであろうか。

ハイデルベルクのホテルであった面白い話を二つ紹介しよう。私がチェック・インする時にフロントの小母さんからプロフェッソール・タケウチと呼ばれた。私は宿帳に「教授」という称号など使用した覚えはないが、とにかく旅の間に私をプロフェッソールと呼んでくれたのは、オックスフォードのペニーバッカー教授とこの小母さんだけである。この学園都市ではそれこそ世界中から本

物のプロフェッソールが集っていて、学者なんか少しも珍しくないだろうに、却って自然に学者をちゃんと尊敬する態度が感じられ、とても好感がもたれた。

もう一つ、チェック・アウトの際に同宿のアメリカ人観光客が領収書の明細で何かやりあっている。夏とはいってもドイツは南に行く程寒く、すでに部屋には煖房が入っていて、その料金が「ハイツング」として別に請求されている。つまり煖房費である。これがわからないでごねているところであった。私がそれは「ヒーティング」のことだと横から説明すると、「ア・ソー」と言って納得した。このアメリカ人も世界中大いばりで英語が通用すると思って出掛けてきたのであろうが、ドイツで一番アメリカ人が多いといわれるハイデルベルクでまさかドイツ語が必要だとは思わなかったのであろう。ヨーロッパでは英語だけ出来ても必ずしもすらすらと旅が出来るものではないことを示した良い実例である。

ドイツ語に自信がついてくると、何処の街でも独りでどんどん安レストランや居酒屋に入ってゆき、思わぬ雰囲気にひたったり、本当のドイツ料理を味わうことができた。ヴュルツブルクの街角で伝統のあるシュピタールに入り、家族ぐるみでやってきて楽しそうに語らっている南ドイツのお百姓達と一緒に、本場のフランケン・ワインを味わったことなど、ホテルの味気ない食堂と違って今でも強烈に印象づけられている。

残念ながらせっかく調子のでたドイツ語にも十日間で別れを告げて、フランクフルト空港から二ユーヨーク行のTWA機に乗込んだ。アメリカ人スチュワーデスの鼻にかかった発音をなつかしくききながら、ドーヴァーの白い崖をみているうちにロンドン上空を通り、快晴のヒースロウ空港着。ここでコクニーなまりの入国審査官から色々質問されて、ああやっと英語の通じる国に来たなあと一安心した。税関では、

「エニシング・ディクレア?」ときかれ、

「ナッシング」と片眼をつぶれば、フリー・パス。とにかくすっかり元気が出た。

ただここの日航の事務所では、わざわざ母国語の方が便利だと思って話しかけた日本人の事務員よりも、英語できいたイギリス人の方がよっぽど親切で、オックスフォード直行バスを調べてくれたり、今後のフライトの再確認をしてくれたりした。一週間後にここからパリへ飛ぶ時に、エール・フランスのカウンターに居た日本人の女性もやはり大へん不親切であった。どうも一般に海外に居る日本人従業員は日本人のために駐在しているのではないらしい。

空港バスでロンドン市内のビクトリア駅にあるエア・ターミナルに着き、そこでペニーバッカー教授に長距離電話をかけた。もっともその要領がわからずBOACのグランド・スチュワーデスのお世話になったが、とにかく英国に来たとたんにてきぱきと能率がよくなった。

ここから黒人運転手のタクシーでパディントン駅へ向った。残念ながらこの運ちゃんの英語はなまりが強くて余り良くわからず、降りるときに支払いのことで大分手間どった。駅の時間表をたん

ねんに調べ、ポーツマス行のローカル列車に乗込み、途中絵にかいた様なオックスフォードシャーの美しい田園風景がプラットホームからながめられるデイデイコット駅で、更におんぼろな鈍行列車に乗りかえ漸くオックスフォード着。

何処に行ってもキングズ・イングリッシュなので、中学一年の英語の時間を思い出していればすべてうまく通じる。このペニーバッカー先生からはプロフェッサー・タケウチは英語が非常に上手だが、どこで勉強したのかと言われ、イギリス人はお世辞がうまいときいているので半信半疑で受取った。とにかく日本人は外国語が不得手だということは、とても有名になっているらしく、おかげでどこに行ってもこの程度の英語でほめられるのは一寸意外であり、くすぐったくもあった。たまたまここの脳外科にサッシャ・アレキサンダー・コノバロフという若いロシアの留学生が来ていた。彼は政府の奨学金で出掛けてきたので、余りゆとりがないので安下宿に泊り、馬鈴薯をかじりながら勉強していた。彼の英語もパキスタンやアフリカの留学生にくらべるとかなり下手で、辛うじて通じる程度であった。しかし先日モスクワの脳外科研究所に帰った彼から手紙をもらったが、とても立派な英語で書かれているのにはおどろいた。おそらく彼はオックスフォードからエディンバラに廻り本場の英語をさんざん聞いているうちに上達したものであろうか。

この大学では医学部の先生は教授とは呼ばれず、単にミスター何々と呼ばれていたのも奇妙な習慣である。それは「王立外科学会会員」のみにつけられる称号で、むしろ、そのメンバーになっていない若いお医者さん達はドクター何々と呼ばれていた。

週末はロンドン郊外のクロイドンにある知人宅で過したが、ここの若夫婦の会話を聞いていても、さすがにイギリスは紳士の国だということがわかる。とにかくどんなに親しい間でも、

「メイ・アイ……」とか、

「クッド・ユー……」とか、

極めて丁寧な言葉のやりとりである。例えばわれわれならば、「……しといて」位が精々だが、連中のをそのまま訳すと、「どうかおねがいだから……していただけませんか」とか、「どうか……してもよろしいでしょうか?」になる。

ロンドンのニュー・シアターでは、ミュージカル「オリバー」を観た。これはクインも観に来られた評判の劇で、ロングランを続けている。しかし残念ながら殆どわからなかった。またパリでは有名な国立オペラ座でヴェルディの「リゴレット」をみたが、これもただ音楽をたのしみ、オペラ座の豪華な雰囲気にひたっただけである。なおオペラ座のプログラムは仏・英・独三ヵ国語で書いてあり、お上りさん向けに国際色豊かである。

しかしパリでは食事をするにも、メトロに乗るにも、タクシーを拾うにも、郵便を出すにも英語ではまず無理なようである。仕方がないから会話書をみながら汗だくで話をする。何でもあとに「シル・ヴ・プレ」をつけるとうまくゆくこともわかってきた。これは丁度ドイツ語の「ビッテ」

みたいに便利な言葉である。とにかく私の泊った場末のホテルなどではフランス語が話せなければ水も飲めない程不便である。それはヨーロッパ大陸ではまず水道の水をガブ飲みすることが出来ないので、パリ辺では壜につめたミネラル・ウォーターを飲んでいるから一層複雑である。一流ホテルでないとまず英語が通用しないところは丁度日本と同じである。

フランスのお医者さんも余り英語はお上手でない。私の案内のためにわざわざ上手な人を探してきてつけてくれた程である。ただ文献などはドイツと違って英・米のものをどんどん読んでいるようではあるが。

ミラノからフローレンスまではイタリア国鉄の誇る特急列車「セッテベロ」号を利用した。この「セッテベロ」というのは何でもトランプの上り役の一つで、ポーカーの「ロイヤル・ストレート・フラッシュ」とか、麻雀の「国士無双」に当る様な大満貫の手らしい。この列車の車掌さんはさすがに流暢な英語が出来たが、ローマ・ナポリ間で乗った急行列車「ベスビオスの矢」号の車掌さんは英語がわからなかった。そのためアメリカ人の老夫婦が切符のことで話が通じないで閉口していた。このトラブルはとうとうローマの終着駅構内にある旅客案内所まで持込んだらしい。本場の英語が通用しないのならば、私の英語が通じなくても当り前と、これをみて安心した。

とにかくドイツならば食堂車が「シュパイゼ・ワーゲン」、片道が「アインファッファ」、急行券は「シュネルツーク・ツーシュラーク」とすぐわかるが、この国では終着駅が「テルミニ」、急行が「ラピット」という位が漸くわかったが、食堂車や急行券となるともうわからない。同じ様にドイツ語ならば「アンクンフト」が到着、「アップファールト」なら出発とアンとアップで何とかわかるが、イタリア語になると時間表をみるのも一苦労である。とにかくこの国では小さい子供が美しい景色をみて「センチメンターレ」という様な形容詞を使うのだそうで、医学ラテン語を学んだ私達にはむしろ懐かしい単語が多い。

またこの国でまぎらわしいのはトイレッタ（トイレ）の表示である。男性がセニョーリ、女性がセニョーレ、語尾のｉとｅの違いだけで、ときどきどちらかわからなくなる。それに洗面所の蛇口でも英語なら水がＣ、湯がＨであるが、イタリアでは水がＦ（フレド）で、お湯がＣ（カルド）である。このためＣを水と思ってやけどをした人もあるという。フランスでも同じである。

同じイタリア人でも貴族階級の人はみた目もちがうし教養も豊かである。フローレンスで紹介された伯爵令嬢などは英・仏・独がペラペラだそうである。ローマより北のイタリアではもともとドイツやフランスの影響が強いらしく、むしろイタリア語以上にこれらの国の言葉が通用することもあるとのこと。

とにかく仏・伊両国の一〇日間は英語が思ったより通用せず、色々と筋書き通りにゆかないこともあって、言葉の上では余計な苦労をした。そのせいかローマから乗込んだ日航の霧島号では早速振袖姿の客室乗務員からオシボリを出され、寿司をほおばっているうちに不覚ながら涙が出てきた。

このたびの欧州旅行の体験から考えると、やはりいやしくも日本の国外に出掛けるのならば最小限英会話位は完全にマスターすべきであろう。ただ相手が英語国民ならばよいが、それぞれ母国語を使わないで英語を介しての会話では、少しこみ入ってくると余り役に立たないことだけは事実である。そのため訪問先によってはできるだけ多くの言葉を使える様に、少なくとも勘定位はできる様にこちらから用意すべきであろう。世界中を日本語で旅行できるという旅行会社の甘い宣伝にのって、今や日本語以外は余りしゃべれないし理解もできない日本人旅行者がどんどん進出している。この海外旅行ブームによって、至るところで在外邦人が悩まされ、肩身の狭い思いをしているそうである。

もともと日本人は言葉のハンディキャップを背負っているけれども、欧米人と対等に接し、彼らになめられない様にするためには、できるだけ語学力をつけて出掛けてゆく必要がある。とにかく言葉ができればそれだけ高く評価され、旅の収穫も当然多くなってくる。まさに旅と言葉はきりはなし得ないものであろう。

33 さいはてのヨーロッパ

（一九九四年七月）

去年の春、シチリア島西端のけわしい岩山の頂にあるエリーチェの古城で開かれた国際学会に出席した。山上からの景観は素晴らしく、眼下には紺碧の地中海に突出したトラッパーニの港町や広々とした塩田が俯瞰できる。

一週間の会期中、気分転換に何度か山を下り、この港町に行ってみた。バスのターミナルは終着駅前の広場で、一日にわずか数本の列車が発着しているだけなので、駅の構内は閑散としている。山側からこの辺までが新市街で、そこから先の海側が古い町並みの下町である。この町は、スペインのアルヘシラスや英領ジブラルタルと同様に、ヨーロッパの最果てには違いなく、ここから北アフリカのチュニジアまでフェリーでわずか四時間の航海である。

したがって夏はアフリカからの熱風（シロッコ）に見舞われるし、またこの町ですクスクスなども食べられ、アフリカ情緒が混在している。たしかに下町はジェノヴァやナポリなどの他のイタリアの港に比べると、どこか一味違った雰囲気に包まれている。繁華街の狭い路を歩くと、船乗り相手のバーや食料品店が軒を連ね、たいへんな賑わいである。アフリカから渡ってきたアラブ系の人が多いのも、この港の地理的な特徴であろう。日本料理店こそないが、堂々たる中華レストランも目に付く。地図を頼りに歩くうちに路に迷い、とある青年にたずねたところ、目的地まで口もきかずにまっしぐらに案内してくれて、謝礼も取らずにさっさと帰ってしまった。

紀元前四世紀を頂点とするカルタゴの時代には、海洋民族フェニキア人の植民地であったこの町は、その後支配者はいろいろ変ったが、今日まで塩の積出港として栄えてきた。ここまで来れば、さすがに日本人の観光客こそ少ないが、周辺には工業団地もできて、とてもヨーロッパ最果ての地とは思われないほど活気のある港町である。むしろアフリカに向かったヨーロッパの玄関と呼ぶほうがふさわしい。できることならいつか出直して、のんびりと町の雰囲気を楽しみたいものである。

34 ヨーロッパのたべもの

（一九六六年一二月）

◇酒の話

アクワビットはそのまま訳せば「生命の水」であるが、普通「生命の水」といえばコニャックのことを指している。とにかくアクワビットはスカンジナビアの地酒で、穀類や馬鈴薯からつくる焼酎に似た蒸溜酒、カラウェイで香がつけてあり、四〇度というからかなり強い火酒であるが、トロリとする様なやわらかいスモークド・サーモン、スモークド・イール、キァビアなどによく合うのでついつい飲み過してしまう。この辺の人達はこのアクワビットを「スコール」「スコール」といって乾杯し、広いテーブルに所狭しと並んだヴァイキング料理をたべている。もっとも私は北極廻りのフライトで睡眠不足のところ、強行軍の見学後にこれを飲んだため、ホテルに帰ったのもさだかに覚えていない程で、ヨーロッパ第一日にしてはやノック・アウト・パンチを受けてしまった。

　デンマーク・ビールでは「カールスバーグ」と「ツボルグ」が丁度「サッポロ」と「アサヒ」の様に一番名が売れている。正式にはスモレブロッドと呼ばれる例のオープンサンドをつまみながら飲むのが乙とされている。このスモレブロッド（スメレブロと聞える）はいわばデンマーク式のカナッペで、えび、にしん、うなぎなどの魚から、肉、サラダ、卵、チーズなどが薄く切った黒パンや白パンにのっている。本家のイギリスではサンドイッチというと二枚のパンで挟んであるが、此処ではパンは一〇糎四方の一枚だけである。そのかわり見た目にもきれいで、並んでいるのをみても思わず食欲をそそる。これをナイフとフォークで切りながら食べるわけで、昼食にはこれを二枚位食べると丁度よい。コペンハーゲンのオスカー・ダビッドセンという店が有名で、ここでは実に二〇〇種類近くのオープン・サンドが出来るそうで、全長一米二〇糎にも達する長いメニュー（サンドイッチ・リスト）をみて、番号で注文することになっている。東京プリンス・ホテルでもつくっているが、やはり本場の味ははるかに上等である。ハムレットのクローンボルク城迄ドライブした折に、途中でよったひなびた茶店でぱくついた、オープン・サンドの味は今でも忘れられない。普通の白い食パンの上に小えびがぎっしりと並んでいる「ラッシュ・アワー」と呼ばれるのがそれである。

　ビールの話が大分脱線してしまったが、「カールスバーグ」の味は、北欧の味を売りものにしているクレージイ・キャッツの「サントリー・ビール」とはやはり大分違う様である。そもそも世界中でビールを最も愛好する国民はドイツ人とイギリス人だそうである。お酒の博士、坂口謹一郎先生によると世界中のビールはこのどちらかの流儀に従っているそうである。しかしこの「カールスバーグ」だけは世界中どこででも飲める程ファンが居るらしく、値段も幾分高価といわれるが、それは品質が良いからであると。ただ私の知る限りその土地々々のビールを冷やして飲むのが一番美味しい様な気がする。銀座ライオンで飲む「ギネス」も、香港で飲んだ「キリン」も、ベルリンで飲んだ「ブルー・リボン」や「バドワイザー」も、札幌のビール工場で飲んだ「サッポロ・ジャイアンツ」には遠く及ばないのは、やはり防腐剤のためであろうか。

　ワインといえば勿論フランスが本場であるが、ドイツでもイタリアでも何かというとワインが出てくるし、どれを飲んでもうまいのに感心した。コペンハーゲンの街で本屋に入ったら、店番の肥った娘がにこにこしながら赤いワインをついでくれた。丁度この娘さんの誕生日だそうで、一寸戸惑ったが、コングラチュレーションとか何とかいって、すっかりごちそうになってしまった。

　ミラノの神経研究所の病室では偶然昼の配膳にぶつかってしまったが、どの患者にも小瓶の赤いワインが付いているのにはおどろいた。昨日手術したばかりの脳腫瘍患者にまでも配られている。医長のモレロ先生は平気な顔をして、イタリア人にはワインは血液よりも大切であるとの御説明である。そんなわけで勿論私達の昼食にもたんまりワインをつがれてしまい、お蔭で午後からは睡くて仕事にならなくなってしまった。

ドイツ・ワインの銘醸地はラインランドである。ハイデルベルクからネッカー・タールをドライブしてヴュルツブルクに出掛けたときは、ライン・ワイン、モーゼル・ワインと並んで有名なフランケン・ワインの銘醸地である、リューデスハイムやエーベルバッハを通ったので、本場のワインをたんのうできた。この地方のワイン造りは千年の歴史を誇り、主に僧院や領主達の家の仕事とされてきた。坊さんというのは洋の東西を問わずお酒が好きらしい。今なお川沿いの村々には古めかしいケラー（居酒屋）があって、芳醇なフランケン・ワインを飲ませてくれる。ヴュルツブルクのビュルゲル・シュピタールでは下部が丸く扁平になっている変った形の瓶に入ったスタイン・ワインを氷で冷やして飲ましてくれた。ワインそのものには一寸あくがあるし、若いものは亜硫酸の香が鼻をつくが、若い酒の烈しい溌剌さも捨てがたいといわれている。とにかく老若男女が大きなカップにワインを注いで、楽しそうに談笑している雰囲気はとてもよいものである。

泡のたつワインがシャンペンである。エンゼル・フォウム（天使の泡）の別名もあるが、これもフランスのシャンパーニュ地方の修道院の一僧侶によって偶然の機会に完成されたものである。あのなで肩の瓶の形まで彼の考案だそうで、坊主をやめて酒屋になった方がよい様な男である。もっとも修道院でもちゃんと酒庫係という役に長い間ついていた由で、研究心が旺盛だったのかもしれない。日本ではクリスマス・パーティを景気づけたり、結婚式でポンポン抜かれる位であるが、ヨーロッパではもっともっと普及している。パリはセーヌ県のフォッシュ病院を訪れた時に、夜の九時からカンファランスが始まった。勿論夕食を済ました後であるが、これが終って一一時頃から病院内のホールでシャンパン・パーティが開かれた。彼らは何かというとこの様なパーティをもつらしく、緊張した二時間の勉強の後にはうってつけの飲みものである。やはり彼等は心憎いばかりに生活をエンジョーイする術を知っている。

◆魚の話

スカンジナビアは漁業国である。コペンハーゲンの街角の魚屋には日本と同じように生きの良い魚が沢山並べられている。オスロでも天ぷらの材料には事欠かないというし、街頭では今とれたばかりのえび（日本の芝えびそっくり）をさっと塩ゆでにしたものを袋に入れて売っている。料理にも魚・貝などの海産物が豊富である。生の酢漬けのニシン、鱈のゆでたもの、生がきなどは名産であるし、どの案内書にもスモークド・サーモンやキャビアのことが書いてある。キャビアは蝶鮫の腹子の塩漬けで、ロシアの特産とされているが、北海でとれる別の魚の子にもよく似たものがあり、主にこれが缶詰になっている。

スモークド・サーモンはスコットランドが世界一といわれ、これは有名なロンドンのカールトン・タワー・ホテルの食堂で御馳走になった。われわれは燻製というと乾燥した固いものを想像するが、これはいわば生の燻製で、とてもやわらかく、文字通りのサーモン・ピンクで、すき透った乙女の唇を思わせる。

　ハンブルクの名産に鰻のスープ（アール・ズッペ）があるが、同じ鰻でもスモークド・イールの方が余程美味しい。鰻の燻製はコペンハーゲンあたりでもオードブルとして好まれている。これをつまみながらアクワビットの盃をかたむけるというのが通らしいが、私はこれでたきたての御飯をたべるのがよいと思う。もともと私は鰻の蒲焼は余り好きではなく、鰻の燻製と聞いても大して興味はなかったが、この様にして食べれば鰻も結構いけるものだということがわかった。ただスモークド・イールの本場はやはりハンブルクらしい。エルベ河口でとれる鰻が名物の様で、アール・ズッペの方は乾燥したスモモ、梨、ベーコン、野菜、香料などと一緒に煮込んだもので、小生の好みからはおせじにも美味いとはいえぬしろものである。

　鰻を好むのは日本人だけと聞いていたが、ヨーロッパの方が余程げてものを食べるようで、パリの露店市場をつぶさに見学して驚いた。昔、ハルビンでも白系露人が豚の足や牛のひづめまで買込んでゆくのを見て感心したことがあるが、パリでも蛇だか鰻だかわからない様なものをぶつ切りにして売っている。塩鱈がつみ重なっている横に、とげだらけの殻のままのうにや胎貝（ムール）が並んでいるあたりはよいが、解剖でとり出したのよりももっときれいに何かの脳みそを並べていたり、血だらけの豚の首がころがっていたり、牛の舌がペロリと吊り下っているところは一寸無気味である。やはりフランス革命の血が流れているものと感心して通りすぎた。

海産物の中ではかき（牡蠣）も忘れられない。かきはスカンジナビアからフランスにかけて何処でも食べられるが、英語の月の名のうちrのついている時期がシーズンなので、パリに入ってはじめてかきにありついた。モンパルナスのクーポールという一寸は名の通ったレストランで食べた生がきは、オークラ・ホテルあたりで食べるものと大差がなかった。フランスの冬の食卓はかきから始るといわれるが、かきにも色々と種類があって、一粒三〇〇円から一〇〇円位までピンからキリまであるらしく、どうせ食べるのならばドウルアンなどの専門店で、もっと高級なものを試してみればよかった。やはり一ダース位レモン汁をかけてペロリとやるのは日本と同じである。

魚料理として忘れることのできないのはマルセイユ名物の魚のすき焼、ブイヤベースである。故ケネディ大統領がごひいきであったルレ・ド・ボルクロールを訪ねてみたが、幸か不幸か休みであった。後できいたらこの店の料理はとても高いそうである。

◈肉の話

日本ではトナカイはこうのとりや丹頂鶴と同じ様に天然記念物に指定される程、絶滅寸前の珍しい動物らしい。したがってその肉を食べることなどまず不可能であろう。しかし私はコペンハーゲンでこれを食べることができた。といっても別に美味しいものでもなく、余り自慢にもならないが、学会主催のバンケットがホテル・トレ・ファルケの広間で開催された。小生もなれぬブラック・タイにタキシードという正装で出席したが、両側はこれまたイブニングに着飾ったレディスである。柄にもなくいささかのぼせてしまったのはシャンペンだけのせいではない様である。この席で出たのがトナカイの肉である。勿論フランス語のトナカイがメニューをみてわかったのではなくて、隣に坐ったラスムッセン夫人が教えてくれた。彼女の話を綜合するとスカンジナビアの北方ラップランドで獲れた鹿の肉で、此処でも珍味の一つであるらしい。後で辞書をみると、「のろじか」の鞍下肉となっているが、とにかくトナカイ類似の動物の様である。しかし肝心の味の方は今となっては残念ながら全く印象に残っていない。

ハンブルクはハンバーグ・ステーキ発祥の地であることは間違いないが、ハンブルクの中央駅で食べたハンバーグは全くいただけなかった。もっとも呼び名はドイッチェ・ステーキといわねば通用しない。これとくらべれば共済会館の方が余程私の口に合っているし、やはりハンバーグはアメリカが本場になってしまった様である。

一般に肉は日本が一番美味いようで、アメリカ人自慢のニューヨーク・カットなども余り感心しない。ステーキはやはり「スエヒロ」が世界一かもしれない。ドイツの肉はゴムみたいだと悪口をいう人があるが、まあまあいただけるのは私のよく食べたラム・ステーキ位で、やはりこの国では熱い白ソーセージに辛子をつけてふうふういって食べているのが無難であろう。

本場といえばミラノのドウモの前の屋外レストランでキャンティ・ワインを飲みながら食べた例

の「ミラノ風仔牛のカツレツ」は美味かった。もっとも空いているテーブルについてからボーイが来るのに一〇分、注文してから料理が運ばれてくるのに二〇分、食べおわってから支払いを済ますまでに一〇分位はかかるので、そうそう手軽に食べるわけにはゆかない。私はこの間ミラノの大寺院の夜景やそぞろ歩きのイタリア美人を飽かずにながめることができた。ヨーロッパでは何処の店でも会計はボーイやウエイトレスにテーブルで直接支払い、連中は業務用の大きながま口をもっていて、これを使って精算している。したがって他のボーイに支払うことができず、必ず受持が手が空くのを待たねばならない。しかも計算がのろくて不正確なのは驚くべき程で、こんな連中の祖先によくもガリレオの様な大学者が居たものだと、感心したり、不思議がったりしていると、不器用な手つきで釣銭をテーブルの上に並べてくれる。勿論ちゃんとチップは差引いてあるが、その辺の計算は素早く出来るから面白い。

　イギリスではロースト・ビーフにヨークシャ・パイが最も典型的な料理とされている。とにかくイギリス料理のまずいことは余りにも有名であるが、これを注文していればまあまあしのげる。オックスフォードで屋根裏部屋に泊っていた格式高いランドルフ・ホテルでも、朝からモーニング姿に威儀を正したボーイにロースト・ビーフをすすめられたし、しばらく居候をした知人の家の家庭料理でもロースト・ビーフがしきりに出された。もっとも私の嗜好をいち早く察したサンダース夫人が専らサービスしてくれたのかもしれない。ヨークシャ・パイの方は肉ばかり食べない様に、腹をふくらませるために出されるのだそうで、その作り方はメリケン粉、ミルク、卵、塩をよく混ぜて、肉（ロースト・ビーフ）の汁を入れて練ってから、オーヴンで焼いたものだそうである。

◆果物の話

コペンハーゲンのホテルでは毎朝ラズベリーを注文した。大きなお皿に赤紫の新鮮な木苺が盛ってあり、これに砂糖とミルクをかけて食べるところは日本のストロベリーと変らない。ただ味は大分違っていて一寸説明しにくいが、これを一皿たべて、コーヒーを飲めば満腹になる。そもそもスカンジナビアには苺の種類が多く、人によって色々と好みがあるらしいが、もっとも健康的な朝食を楽しむことができる。私はカルフォルニアのグレープ・フルーツが好きで、それまではいつもこれを注文していたが、又新しい好みが出来てしまった。

フローレンスで食べたメロンも忘れられない。もっともデザートでなくオードブルとして、このメロンに生ハム（バイヨンヌ・ハム）の薄切りを巻いて食べた。プロシュート・コン・メローネが正式の名前で、フランス料理にもある筈。これは夏の間だけのもので、メロンやいちじくが使われるらしく、メロンとハムがとてもよく合っていた。

◆米の話

ヨーロッパのパンが美味いことは以前にも触れたことがあるが、それでも時々米飯をたべてみたくなる。大使公邸あたりで御馳走になる時は恐らく日本からのお米をたいていただくのであろうが、レストランでは普通ピラフの様なかたちでメニューにのっている。何でも日本でいうポロポロの外米の方が高価で、遠くビルマやタイあたりから輸入しているそうである。むしろイタリアで出来るマンガーノの「苦い米」の方が日本の米に似ているし、われわれの口にも合う。米はポー河流域で収穫があり、主に北イタリア人が食べるようである。リゾットというのが代表的の料理で油っこいお粥の一種と思えば間違いない。これはイタリア料理ではほんの前菜にあたるもので、スープ皿に一杯に盛って出されるが、全部食べてしまうと後に何を出されてももう入らない。もっとも私が米をたべるつもりでメニューを一生懸命探してやっと注文した米料理は、コンソメに米粒がパラパラと入っている程度のものでがっかりした。

勿論、パリ、ロンドン、ベルリンなどの大都会になると日本料理屋があり、そこに行けばまがりなりにも日本料理が食べられるが、がいして高い割にはどうしても味はおちるので、余りすすめられない。それよりももっとポピュラーな中華料理屋に入る方が賢明である。ここでも米飯がたべられるし、搾菜まで用意しているところもある。ケルンの上海酒家などはホテルのすぐ近くにあったので、私がよく利用した店である。

米のことで忘れられないのはライス・カレーである。ヴュルツブルクの下宿に留学中の𠩄田先生を訪ねた折、彼が腕を振って御馳走してくれたもので、久しぶりで味わった懐かしい味であった。翌朝はこの残飯でお粥が出来、更に残った御飯は海苔のおむすびになってしまった。おむすびはマイン河に沿った田園をドライブして、景色の良い丘の上でぱくついたが、周りに集った青い眼のマイカー族達の好奇心をそそるには十分であった。どうも日本人は何処に行ってもその土地に順応しにくいという評判であるが、たしかにドイツの片田舎に行ってまで、おにぎりをパクツイテいる様ではわれながら余り感心できない。大体一日一食は日本食にしているというのが、在外邦人の実態であるらしい。

◆病院の食事

「腹がへっては戦ができぬ」のたとえの通り、何処の国でもドクターやナース達がよくたべるのには感心した。

まずオスロの大学病院の話。午前一〇時過ぎになると病棟の婦長室みたいなところに手がすいている（腹もすいている）ドクターやナースが集ってくる。卓の上にはパンとバター、チーズ、ジャムがふんだんに用意され、コーヒー、紅茶、ミルク、ジュースなどを飲みながら、ペチャクチャ、ムシャムシャ。見学の私にもパンに同じ位の厚さのチーズをのせてサービスしてくれるが、連中程食慾がない。何でも此処では早朝七時頃から充実した日課がはじまるので、この辺でお茶にしなければ到底もたないらしい。しかし一寸大げさだが国家予算の大半をお茶とパンで食いつぶしてしまうという非難もある由。とにかくすべて官費でまかなわれているらしいが、ちょっとやそっとでは止められそうもない習慣のようである。病棟では水一杯も飲めないわが病院にくらべると雲泥の差である。

この程度のことはハンブルクやヴュルツブルクの大学病院でも同様で、一説には患者食のうわまえをはねて、オーベル・シュベスター（婦長）が適当にアレンジしているともいわれている。ハイデルベルクでは外科系の中央手術室に附属した食堂があって、いつでも熱いコーヒーやパンがたべられる。ここに手術着姿のドクターやナース達が集ってなごやかに話しているところは、うらやましい限りである。此処のナースの着物はブルーの支那服スタイルで、彼女達が足を組んで、煙草を片手にコーヒーなど飲んでいる姿は、質実をもって鳴る独乙女性とは一寸思えない位である。それでも遠来の客である私に、先を争って大きなモーニング・カップになみなみとコーヒーを注いでくれるところなど、何処でも受けた温かい歓迎であった。

オックスフォードのラドクリフ病院にもちゃんとした職員食堂があった。着いた日に早速ペニーバッカー教授自ら買ってくれた食券で、毎日此処の恩恵に浴した。食堂といっても主にドクター達が利用しているだけで、大体二種類位が用意され、自分の好みで撰ぶことができる。勿論、サラダやパン・コーヒーの類は食べ放題のバイキング・スタイルである。

或る日廻診が終ったら、医局長格のドクター・ヒューを先頭に医局員三、四人とロシアの留学生のコノバロフ及び私が一団となってパブに繰り込んだ。これは丁度病院の正門の前にあって、虎の門病院でいえばラスキンの場所と思えばよい。パブとはＰＵＢ、つまりパブリック・ハウスの略で、イギリス流の居酒屋のことである。此処で普通小ジョッキ一杯のビールを飲みながら新聞をみたり、投げ矢やダイスをしたりして、一〇分位暇をつぶしてから食堂に戻ってくる。勿論このパブは病院と何の関係もなく、一般の人達も沢山入っている。そうかといってわれわれが昼休みに一寸ぬけ出して富士食堂の並びの「鈴伝酒保」に入り、一杯ひっかけてくるというのは一寸無理な相談である。

パリのフォッシュ病院でも職員食堂に招かれた。自由・平等・平和の三色旗がひるがえるフランスとしては一寸意外で、此処では階級によって食堂が厳然と区別されている。つまり四階級位に分かれていて、内容も料金も大分違うらしい。私の御馳走になったものは立派なフランス料理で、オークラ・ホテルででも食べれば目の玉がとび出る程とられる位豪勢である。

この病院には食堂とは別にパビリオンと呼ばれるしゃれた喫茶室がある。此処には専属のとても感じの良いマダムが居て、私の様なストレンジャーにも親切にしてくれた。この様に何処に行っても共通して家庭的な雰囲気が溢れている。日本の大きな病院でみられる様な官僚的な冷たさなど全くみられなかった。

どちらかというと忙しさに追われ、経済的にも頭脳的にも貧しきが故に、声をからし、腹をすかし、目をぎょろつかせて頑張っているわれわれの「特攻精神」の片鱗さえもみられなかった。そうかといって患者やその家族達と一緒くたになって、薄暗い所でコーヒーをする様な無神経な光景も全くみることが出来なかった。

「真の医療はまず腹ごしらえから」というのが私のヨーロッパ土産である。

34　ヨーロッパのたべもの

35 ロッホ・ローモンド

（一九八五年八月）

先日、学会のため、グラスゴーに滞在した。ホテルに缶詰の会期中の一日、午後から学会行事の小旅行に参加した。あいにくこの時ばかりは冷たい雨にたたられたが、スコットランドの風景の一部に接することができた。

この辺一帯はトロサックス地方と呼ばれ、スコットランドを代表する一九世紀初期の愛国詩人、ウォルター・スコット卿の「義賊ロブ・ロイ」や「湖上の乙女」などの作品により、我々にもロマンチックな印象を持たれている。それに昔からよく歌ったロッホ・ローモンドを訪れるとあって、バスの中から既に心が躍っていた。

たしかに森と湖水となだらかな丘、そして放牧された羊や牛の群れ、どれをとっても中学校以来、頭の中に描かれていた景色が目のあたりに現われる。とはいっとも、憧れのロッホ・ローモンドは中禅寺湖や芦ノ湖と余り変わらないたたずまいである。歌から得ていたイメージとは全く違い、うっかりすると富士五湖めぐりでもしているような錯覚におちいる。この気持は、ライン下りをしたときに見たローレライの岩の印象と同じである。日頃、あまりにも親しんで頭の中にできあがったイメージが、むしろ現実のイメージをそう簡単には受け容れないのであろうか。

ともあれ、中学校以後のわが教育史に、これ程イギリスやドイツの影響が強かったことを知って感慨無量である。

36 ペーパーナイフ

（二〇〇〇年一月）

筆者の机上に一本のペーパーナイフがある。簡素なデザインの銀のナイフで、三〇年以上も愛用している。最近しきりに使われている再生紙に対する切れ味も格別である。

旅行の度に目についたペーパーナイフを求めているうちに、一〇〇本以上のコレクションになってしまった。友人からのお土産なども加わって、どれもこれも思い出のあるものばかりである。特にこのナイフは、故佐藤文明教授（自治医大脳神経外科）のオックスフォード土産で、筆者の座右を離れたことがない。

大学を去るにあたって、このコレクションを周辺の方々や同僚達に差し上げたが、この一本だけは今でも大切に使っている。いぶし銀で、ときどき磨いてもいるが、見るたび使うたびに故人を偲び、筆者にも思い出のあるオックスフォードを懐かしんでいる。

コレクションの中にはデザインの優れたものや、奇抜な形のものも含まれていた。いかにも切れ味の良さそうなナイフもあったが、実際には、このずんぐりした銀のナイフがなぜか一番よく切れるので驚いている。

ナイフの切れ味も格好だけではわからないものである。このナイフだけは、これからも筆者の机上でながく働いてもらいたいと願っている。

37 人名の道路標示

（一九九五年一月）

パリには人名をつけた道が多い。

筆者が知っている Lariboisière 病院は、Rue Ambroise Paré に面している。しかしこの道は近代外科の父と仰がれている大先輩の名を冠しているにしては、いささか貧弱で、病院の敷地の南側に沿って東西に走る二〇〇メートルほどの道である。

『ランドネに行こう』の筆者、細川哲士氏によると、パリでは道に名前がつけられている人は、必ずしも有名人とは限らないそうである。相当の物知りでも知らない名前が沢山あるという。細川氏の本で紹介されている Rue Louis Thuillier は、Rue Gay Lussac と Rue d' Ulm を結ぶわずか一〇〇メートルそこそこの、おそらく当時も今も無名の夭折した研究者の名を冠した道である。表示板にはご丁寧に「(一八五六—一八八三) 微生物学者 Pasteur の弟子兼共同研究者、コレラで死亡」と注記されている。

細川氏は、この主人公はコレラで死んだために道になったと書いている。たしかにこの人の師であるPasteur（一八二二―一八九五）の名前をつけた道も、距離こそやや長いが、Bichat病院の北側の、いささか名声にはそぐわない狭い道である。

筆者と縁が深いマレーシアのサラワク州の首都クチン市にも、やたらに人名のついた道があり、ある地点から突然別の人の名に変ったりして、戸惑うことがある。この国では正式には省略できない親の名前まではさすがについていないが、もろもろの称号や肩書はちゃんとついているので、道を覚えるのに一苦労である。

幸か不幸か筆者は東京で人名のついた道を知らないが、駅名ではわずかに「乃木坂」などが思い出される程度である。今の若い人たちには乃木大将は全く馴染みのない名前であろうが、「温故知新」のためにも消えてほしくない表示である。

38 病院の門

（一九六七年五月）

筆者は一昨年の夏から秋にかけて欧州の七ヵ国の代表的な脳神経外科の施設を見学する機会に恵まれた。もちろんその折にはたくさんの写真をとってきたが、帰国してから整理してみると、いろいろなところで病院の門を写してきていることに気付いた。これは欧州では病院の門がわが国のそれとは大分異なっていて、多くは遮断機をもったたいへんいかめしい関所になっているところが多いため、しらずしらずのうちにシャッターをきってしまったためであろう。

そもそも欧州の病院はむしろ大部分がいまだ旧式で、近代的な病院はあまりみられなかったが、多くは静かな環境に恵まれた地域に建てられていた。外来患者は極めて少なく、わずかに救急患者が運び込まれたり、紹介患者や過去に入院したり手術を受けたことのある患者たちが訪れてくる程度である。したがって病院の構内はひっそりしていて、面会者もまばらである。重症患者の枕頭にさえ家人がつきそっている光景は、ほとんどみられなかったほどである。

このように病院の中がすっきりしているのは、たしかに国民性や病院の診療体制によるところが大であるが、もう一つ〝病院の門〟が重要な役目をはたしているようである。多くは赤と白に塗った踏切り式の遮断機によって、無用の車馬の通行は完全に阻止されている。病院によっては職員の車さえ中に入れず、門の外にずらりと駐車している光景も見られた。しかし大部分は門の所で規律正しく服務している制服の守衛さんたちに検問されるだけで、要務のある人は中に進入することが許されている。歩行者は脇の歩道から自由に通行できるようになっていて、別段うるさいことはないようである。たったこれだけの関所ではあるが、病院の中は病める者達の真の憩の場所ということができるほど静かで清潔である。

ひるがえってわが国の現状をみると、このような遮断機のある病院を筆者は知らないし、そのたびに記帳して通らねばならない宮内庁病院や、番兵が立っている自衛隊の病院などはあまり親しまれないようである。しかし病院の構内を大型トラックが走り抜けたり、バイクが音も高く通りすぎるような光景も珍しくなく、こんな環境では治る病気も治らなくなってしまうのではなかろうか。

病院や研究室ほど盗難に無防備なところはないといわれたり、また病室に商人や出前持ちたちが出没するのが平気で見逃されているのが、残念ながらわれわれの病院である。筆者の部屋にさえ自動車のセールスマンや洋服地の押し売りがやってくる。病院の廊下は街の歩道と直接つながっていて、誰でも自由に出入りしている。

病院は決して刑務所とは同じではないが、やはり静かで清潔な環境を維持したいものである。一定の秩序を守るためには、欧州式の関所スタイルの門構えもあるいは必要なのではなかろうか。

39 消えた郵便物

（一九八八年一月）

この頃のようにコピーが普及するまでは、もっぱら外国に別刷を請求したものである。また今でもよく別刷を請求される。世界の研究者と郵便でつながっていることは、心強いばかりでなく、先方の雰囲気をじかに感じることもできる。

これら外国郵便は、ときには何処を回ってきたのか、一年以上も経って漸く届くこともある。また船が火災で、水びたしになって届いたものもある。かなりいい加減な宛名でも大てい配達されるところをみると、局のご苦労も推察される。

ところで、海外の学会に出席すると、プログラムや抄録集など重い印刷物がどんどんたまってしまう。厚い専門書を買って後悔することもある。これらをスーツケースに入れて持ち運ぶと、重くて閉口する。私は以前から、印刷物はどんどん日本に郵送し、できるだけ身軽に旅を続けるようにしている。

大ていは寸暇をさいて郵便局まで出掛け、自分で直接窓口に差し出すことにしている。郵便局はその地方の庶民生活をかいまみるには好都合で、三〇分も列に並んで順番を待ったこともある。係員の態度も色々で興味深い。ときには計算を間違えて、意外に安かったり、逆に目の玉が飛び出るほど高いこともある。これらの交渉にはまずその国の言葉しか使えないので、色々と苦労したことも旅の想い出になる。

これまで世界各地からずいぶん沢山の郵便物を発送した。エーゲ海の小島やチロルの谷間の小さな局から出したこともある。これらは、ただ一個を除いてすべて無事到着した。地球上の何処からでも大てい四〇日から二カ月位で必ず配達される。結局届かなかったのは、フロリダからの一個だけである。

これは、時間がなくてマイアミビーチの一流ホテルから出してもらったもので、無事故記録が破られてしまい、今でも残念に思っている。どうもホテルは余り信用しない方がよいのかもしれない。とにかくそれ以来、私は何とかして郵便局を訪れることにしている。

40　ローマで95%信用した男に

（一九六六年四月）

フィレンツェから陸路ローマに入り、映画で有名になった「終着駅」から余り遠くないホテルに泊ったのは、今度の欧州旅行も愈々大詰めとなった九月二一日の夜であった。すでにすべての公式用務を終えて、翌日は午後から更に南下して念願のナポリを訪れて、二三日には再びローマに帰り、同じホテルに一泊して、二四日午後のＢＯＡＣでヨーロッパに別れを告げる予定であった。

翌朝ホテルの玄関を出たところで小柄な若い男に後からよびとめられた。イタリア人には珍しくかなり流暢な英語で日本の外交官だろうときいてくるので、素姓を明かして並んで駅の方に歩き出した。そして歩きながら彼はよどみなく自己紹介をはじめた。まず昨年のオリンピックにはサッカーの選手として日本に行き、四〇日間も滞在したという。現在はローマ大学で法律を学んでいる二七歳の学生で、カルロ・コルシニという名であると。父は開業の外科医で心臓外科の専門家で、既に七五歳になるという。（後で考えればここが一寸おかしい）

午後からガール・フレンドとドライブをするけれどもそれまでは暇だから、自分が日本で受けた歓待のお礼としてローマの案内を引受けるともいってくれた。この日特にあてのない私にとっては都合の良い話である。成程サッカーの選手らしくガニ股で、日本の有名な観光地のことや、彼の専門の法律学の大家である東大法学部の我妻先生や、京大の滝川先生の名前まで出てくるので、とにかく九五パーセントまでは文句なく信用してしまい、彼の厚意に甘えることにした。

駅前の駐車場にはフィアットのスポーツ・カーがおいてあり、これに乗ってまずBOACの事務所に出掛けた。ローマ—東京間の九二〇便の座席の再確認のためである。ローマの道路事情は東京よりもはるかにわるく、彼がやっと見付けてくれたBOACの前にはすでに両側一杯に駐車しているので、私だけが降りて事務所に入った。簡単に済むと思ったリコンファーメイションが意外に長びいた。というのは、生憎印度・パキスタン紛争のためにBOACはすべて香港でフライトを打切り、東京までは飛んでいないという。仕方がないので幸いに空席のあった明日のJALに変更の手続をしてもらった。この間三〇分、彼を待たしては悪いので、帰ってもらう様にことわりにゆくと、新聞をよみながら終るまで待ってくれるという。そして搭乗券の訂正のため更にドイツ航空の事務所にも、郵便局にも一緒に行ってくれた。

こうなると突然の予定変更なので、ゆっくりローマ見物でもなくなってしまった。すぐホテルにとって帰り、二三日夜の予約の取消し、頼んであったナポリ行の切符の受領、チェック・アウトなど極めて忙しくなった。この間私はカルロをすっかりお抱え運転手兼ポーターにしてしまった。荷物を積んで再び駅に戻り、満員で受付停止だと断るのに無理に交渉して一時預けに頼んでくれたのもカルロであった。そして明日のＪＡＬに間に合う様に、ナポリからローマに帰ってくる汽車の時間まで調べてくれた。帰国予定日が一日繰り上がり、ナポリ行きを躊躇している私に、やはりナポリは素晴らしいからたとえどんな短時間でも行って来いとすすめてくれる。なるほどローマ―ナポリ間の交通は頻繁で、結局ローマ発一五・一三の「ベスビオスの矢」号という急行でゆき、ナポリの夜景をたのしんだ後、翌朝の急行列車で帰ってくることに決めた。これは○九・○○丁度にローマの終着駅に到着するので、一三・四五発の日航には悠々間に合うわけである。

　荷物を預け、帰国の座席を確保し、ナポリ往復の手順もきまったので、残った時間をローマの名所見物に費やすことになり、彼のスポーツ・カーに戻った。すると駅前の広場で大さわぎが

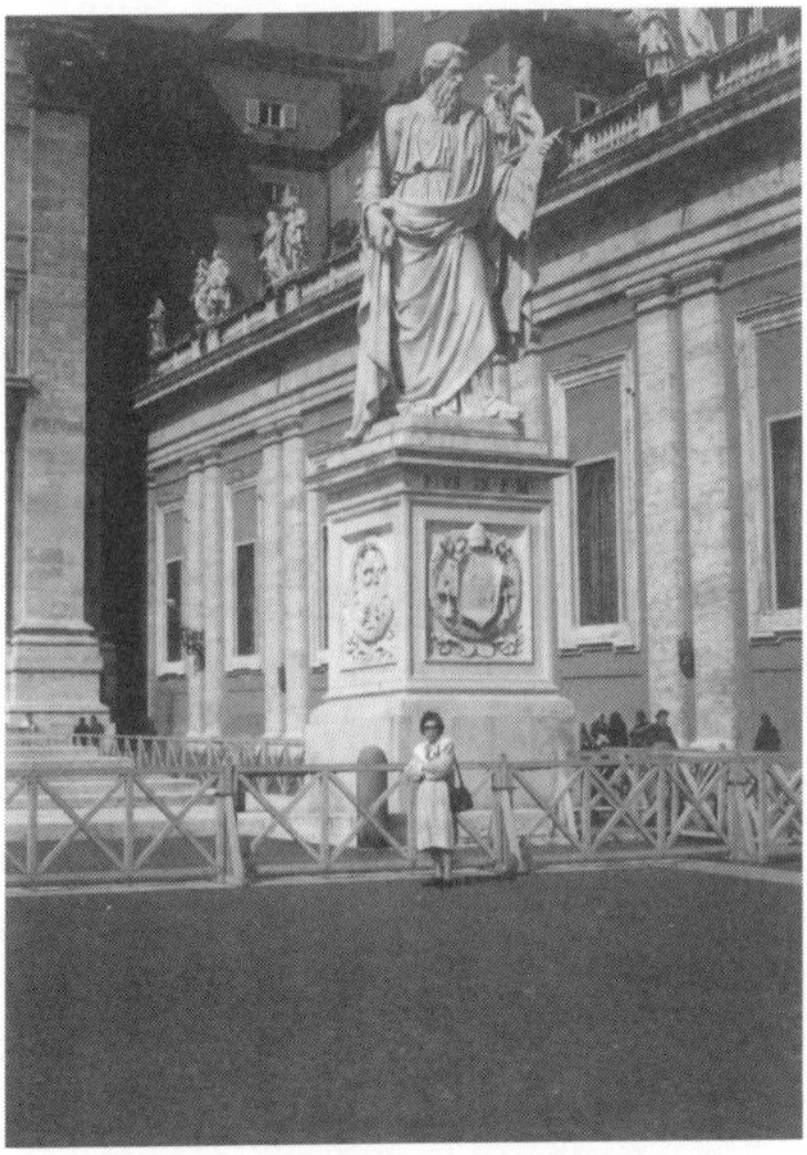
ローマ観光の目玉スポット，バチカン市国のサンピエトロ大聖堂の前で

起っている。彼の車を含めて六―七台が駐車違反だと真白い制服の交通巡査が取締っている。カルロはすでに車をおく時にその辺をうろついていた柄の悪い兄ちゃんに車の鍵と二百リラ程にぎらして見張りをたのんであったので、危うく難をのがれた。私は彼にせきたてられて車に飛び乗り、ほうほうのていで駅から離れた。今まで廻ってきた欧州の諸都市にはみられなかった余りにもイタリア風の珍商売に驚いているうちに、車は猛スピードで混雑している市内を走り抜け、トレヴィの泉に着いた。伝説にしたがって再びローマに来られる様に泉に背を向けて硬貨を投げ入れた後、彼の要領の良い案内で、国立博物館・ヴェネツィア宮・パンテオン・ヴァチカン宮殿などを文字通りかけめぐって、ローマ見物の目的を達した。

おそい昼食は私の希望で裏街のレストランに案内してもらった。葡萄酒とスパゲッティという代表的なイタリア・スタイルであったが、そこでもカルロは色々と話を続けた。例えば丁度その時にローマで開催されている国際放射線医学会のこと、自分の素晴らしいガール・フレンドのこと。卒業後の抱負など、話題は豊富であった。そして私の手帳に自分の住所・姓名も記入した。

食事が終るとカルロは突然私の腹に手をあててさぐりはじめた。驚いて飛び上がった私に彼は説明を加えた。ローマ・オリンピックにやってきた日本の水泳の山中選手は胴巻きに一万円札の束を入れていて、レストランの支払いは全部彼のおごりであったとか。私が山中選手の様に胴巻きをしていないことを知ると、カルロは日本の貨幣をみたいといって、たくみに私の弗入れをのぞき込んできたこともあった。その上ローマにはスリが多いからズボンのポケットには貴重品は入れない様にと親切な注意までしてくれた。

ともかくも彼のお蔭で本場のスパゲッティとキャンティ・ワインを十分たんのうすることができたので、私は満足して支払いをすませた。少し早いがカルロは私を駅まで送ってくれるというので、再び彼の車に乗って昼休みで人影のまばらな街を走りはじめた。車が駅の裏側の淋しい貨物倉庫附近にさしかかると、彼は突然私に金を貸してほしいといい出した。私を案内して走ったのでガソリンも不足だし、午後のデートには何かとかかるので申しわけないが是非貸してくれと非常に丁重である。しかしもう会うことがないから私は返してもらえないといってみたら、明日飛行場のバスがターミナルを出発する時に必ず返済にくると答えた。とにかくそれまでは純粋に好意的に私の案内をしてくれているものと信じていた私にとって、この申し出は一寸意外であった。或いはたかられているのかもしれないと思ってもみた。はじめに彼はオリンピックの時に歓迎されたお礼であると、もっともな理由をつけていたし、私もその通りに受けとっていた。勿論、別れる時にしかるべき謝礼は渡すつもりで居たが。しかしこの時から私は彼に対して急に猜疑心を懐いてしまった。イタリアで不愉快な目にあった話はそれまで多くの人から聞いてはいたが、そのことが次々に想い出された。しかしとにかくこんな淋しいところでうっかり断ればどんな目にあうかもしれないので、私は次の様に答えた。「私は旅行中なので主に旅行小切手を使い、しかも明日はイタリアを離れて、直接日本に向うので、現金は余り持っていない。（既に彼は私の弗入れをのぞき込んでいたが）一体どの位ほしいのか」と聞いてみた。彼はしばらく考えていたが、私の予想をはるかに下廻り三千リラ貸してくれという。これは邦貨で一八〇〇円程で、とにかくこの程度で義理が果たせるならばと私は直ちに承知した。そのうちに車は例の中央駅に到着したので、ナポリに持ってゆく鞄を車のトランクから出してもらい、カルロに別れを告げた。

　駅構内に入って先刻ホテルのフロントでもらったナポリ行の切符を見直すと、全部イタリア語で書いてあるが、どうも二人分らしい。往復の乗車券・往復の急行券と片道の座席券の筈であるが、いくら考えても枚数が多いので、不思議に思って英語の通じる旅行案内所でたずねると、やはり二人分だと教えてくれた。インホーメイション係の女性はホテルで買ったのにどうしてこんな間違いをしたのだろうと首をひねる。ワイフ同伴ではないかと言うので、私は単身の旅行であるし、昨夜もシングル・ルームに泊まり、チェック・アウトの折には勿論一人分しか払っていないと答えた。イタリアでは何でもひともめしないとおさまらないと聞いてはいたが、全く開いた口がふさがらない思いである。とにかく三つばかりの窓口を廻って、イタリア語は勿論、フランス語・英語・ラテン語・独乙語そして時には日本語らしいものまでチャンポンに使って、やっと払戻しをしてもらった。

　久しぶりの夏の陽気と朝からの出来事ですっかりへとへとになった私は、駅構内のカフェで一休みしながらカルロのことを考えた。

どうも彼は旅行者相手のペテン師らしいとも思えるが、渡した金額も大したことはないし、ローマの案内賃とすれば、むしろ安すぎるくらいである。彼の話はほとんど筋が通っているし、ダブルの背広は一寸くたびれてはいるが、ちゃんと白シャツにネクタイをしめていて、法科の学生としての教養もあり、九五パーセントは無理でも五〇パーセント位はやはり信用したいところである。しかし彼が先刻強引に頼んでくれた一時預けの荷物のことがやはり心配になってきた。何しろ今持っているのはこれからナポリに行くのに必要なほんの身の廻り品だけで、預けたスーツ・ケースがなくなる様なことがあればとり返しのつかない大損害である。疑い出すとこの預所の係員の顔もイタリア映画に出てくる代表的なヤクザにおもえてくるし、カルロとなれ合いでしてやられる可能性があると心配になってきた。旅行も終りに近づき荷物は大分増えてきているし、此の国の汽車旅行ではポーターに意地きたなくチップをせびられるので、ナポリ行だけでも身軽にと思っていたが、荷物を盗まれたり、抜きとられるよりはと、数時間前に預けたばかりのスーツ・ケースを受取りに行った。たまり場で坐っていた老ポーター同道で無事荷物を受取り、ホームに入った。この老人は客車の中まで荷物を運び込み、一寸はずんだチップに喜色満面、ふり返りながら帰って行った。

「ベスビオスの矢」号はノンストップで二時間走りつづけ、ナポリ湾の彼方に夕陽の沈む頃、メルジェリーナ駅に着いた。そして私はナポリの夜景をさかなに本場のワインを飲みながらヨーロッパ最後の夜を送った。

翌日、アリタリアの空港バスは定刻にローマのバス・ターミナルを出発した。その時まで私はカルロがひょっこりと現れることに淡い期待をもっていたが、遂に姿を見せなかった。

ローマ市内で撮ったカルロの写真と、彼の筆跡は今なお私の手許に残っている。帰ってからこの話を聞いた人達は皆、カルロは旅行者、殊に近年急増しつつある日本人旅行者専門のペテン師であると断定する。しかし私は未だ二〇パーセント位は彼を信用している。そしていつか、どこかで、再会を期待している。しかし彼の教えてくれた住所に手紙を書き、出来上がった写真を送る勇気は持っていない。

飛行機や汽車に乗りおくれなければよいがとか、ホテルや食堂で恥をかいたり、財布やパスポートを盗まれたり、病気や事故にあわなければよいがなどと、家族や友人の心配をよそにとにかくこんなつまらないことが唯一の事件であった程、私の欧州旅行は平穏・無事な旅であった。

亜細亜・大洋州篇

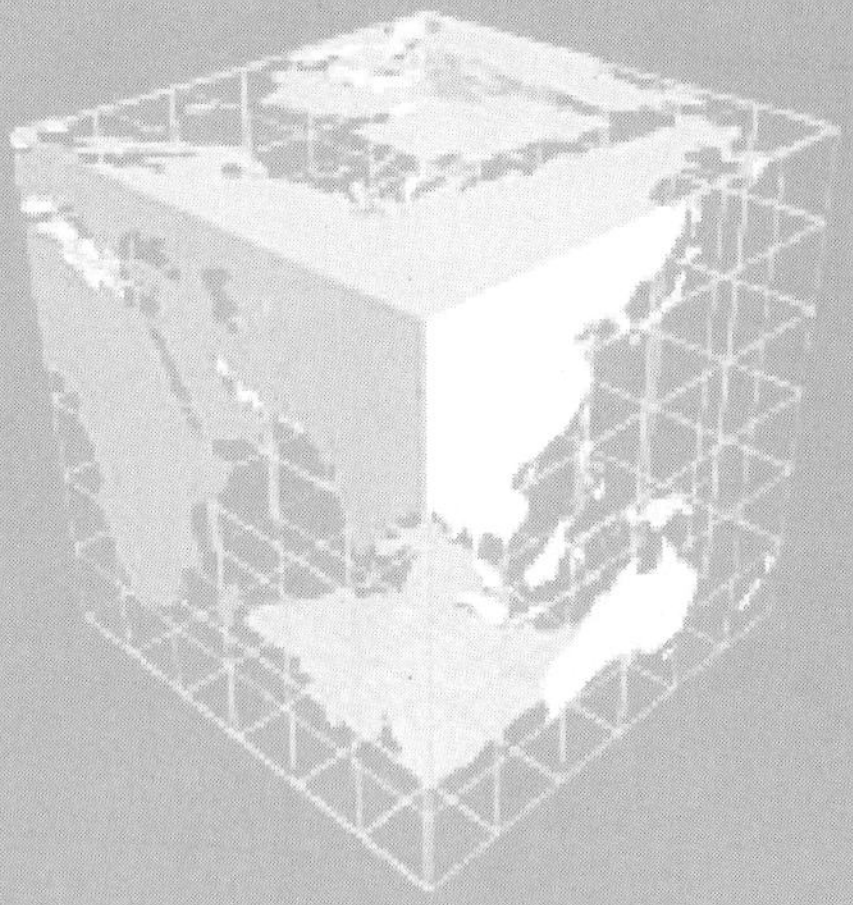

41 武漢のメーデー

（一九九二年七月）

今年のゴールデンウィークに中国に初めて招かれた。たまたまメーデー当日は講演の予定もなく、馬教授らの案内で武漢の名所見物に出掛けた。

午前中はあいにく雨であったが午後から快晴になり、訪れた名所は何処も休日を楽しむ人達で混雑していた。もっとも前日に行った東湖周辺も同じようににぎわっていたが、曽侯乙基からの出土文物で知られる湖畔の湖北省博物館だけはひっそりしていた。

孫文の像が立っている辛亥革命軍政府旧址、武漢の象徴といわれる黄鶴楼、表情豊かな五百羅漢の並ぶ帰元寺など、何処へ行っても大変な人出である。両親に手をひかれた独りっ子や、あつあつのアベックに混って、お上りさんらしい人民服の老人も目につく。いたる処で写真を撮っているのは世界中共通の光景であるが、カメラは中国製、フィルムは日本製のようである。長江大橋や黄鶴楼を背景にするので、良い場所は常にふさがっている。

帰元寺で名物の精進料理を食べてから、大熊猫（パンダ）を見物しに武漢動物園を訪れた。広い園内も同様にごった返しているが、誰に聞いてもパンダの所在ははっきりしない。どうもパンダはこの国ではあまり人気がないようである。

しかし、あてもなく歩いていると丹頂鶴にもめぐり会ったし、偶然パンダの檻の前に出ることもできた。集まっている人数は他の動物舎と大差なく、パンダも格別に大事にされてはいないようである。むしろ子供達は同じ敷地内にある遊園地の乗物の方にはるかに関心があるようにみえた。

とまれ、武漢のメーデーは平和な休日といったところで、デモ行進もなければ演説会もない。ただ家庭サービスにつとめる父親と、青春を謳歌する若い世代の姿のみが印象的であった。

42

海外の中華料理

（一九九〇年一月）

中華料理と言っても、せいぜい香港か台湾で食べたぐらいで、肝心の中国本土に行ったことのない私には語る資格が無いのかも知れない。それでも、中国人がほめる東京の中華料理の味も知っているので、これまで海外で食べた中華料理を紹介してみよう。

外国旅行をすると各地で名物料理が楽しめる。しかしこれらも、数日続くともう飽きてしまい、すぐ日本食が恋しくなる。このごろは世界中の主な都市でなんとか日本料理屋を見つけることができるが、時には中華料理で我慢しなければならないこともある。

ふた昔以上前には、ケルンのような大都市にも日本料理屋は無くて、あやしげな中華料理屋によく通ったことを覚えている。最近でもマジョルカ島まで行くと、さすがに日本食は食べられず、まあまあの中華料理で我慢したことがある。もっとも、フロリダのキーウエストでスシ・バーの看板を見つけた時には、大いに感激したものである。しかしプラハ、モナコ、ツェルマットなどでは、やはり名ばかりの中華にありついただけであった。

さて、最近訪れたインドでも、初めのうちはカレー料理が美味しく食べられたが、すぐ飽きてしまい、結局一週間足らずのうちに三軒も中華レストランに入ってしまった。デリーは材料からみれば中国の奥地と同条件であろうが、出された料理は、どう見えも及第点はつけられない。うっかりするとポリネシア料理まがいであったり、辛さだけは四川料理に負けないインド風料理まで、似て非なるものばかりである。

ハワイでは、行くたびに中華料理が本場の味に近づいてきてはいるが、東京でも同じような傾向がある。子供の頃から親しんだ東京の中華料理は、極めて日本風であったわけで、最近ではやはり本場の味を慕って色々と食べ歩くことができるようになった。世界中で広く知られているフランス料理と中華料理は、何と言っても料理人の腕が問題のようである。

43 荘家のドリアン・パーティ

（一九九五年七月）

今年も正月明けにＪＩＣＡの調査団で、ボルネオのクチン市を訪れた。中三日と相変わらずのあわただしい旅であったが、はや空港に着いた時から、何処からともなく一種独特の懐かしい匂いがただよってきた。病院の庭にもドリアン売りが出ているし、もちろん街角やマーケットには屋台が並んでいる。ホテルには持ち込めないので、ＪＩＣＡの事務室で賞味しようと思っていたら、荘（チョン）先生からドリアン・パーティのお招きを受けた。

マレーシア国立大学婦産科名誉教授の荘宗賢先生は、筆者と同年輩で、日本語は読み書きともに達者である。引退後は顧問をしているサラワク総合病院に隣接した広大な邸宅で、悠々自適の生活を送っているが、戦時中に覚えた日本語にはますます磨きがかかって、ＪＩＣＡの専門家たちにとっては良き相談相手である。

帰国の前日は州の総督に招かれて王宮で豪華な昼食会があり、そのあとでようやく荘家を訪れた。ベランダにおいてある二つの大きな籠に山と積まれた小児の頭程のドリアンを、なんとなく選んでは、せっせと鉈で割って、ねっとりした果肉を食べてゆくのである。

しかし食後間もないわれわれは、土地の人の真似をして、一人で七、八個も食べて食事の代わりにするわけにもゆかない。たしかに食べてみると一つ一つ味が違い、買う時の真剣な顔つきも理解できる。聞くところによれば、最高の珍味「ブランデー・テイスト・ドリアン」は愛好者に「木買い」されてしまって、市場にはあまり出てこないそうである。

われわれはドリアンの他にもとりどりのトロピカル・フルーツを頬張り、冷えたココナッツジュースを飲んで、再び満腹をかかえて荘家を辞した。

ドリアンをたくさん食べると体がほてってくるので、土地の人は殻に入れた塩水を飲むようである。いずれにしてもアルコールは禁物で、命にかかわるとおどかす人もいる。ただその理由は人によってまちまちで、よくわからないが、ビールくらいなら、あまり変なことも起こらないようである。

44 オーストラリアン・ハズバンド

（一九六七年七月）

オーストラリアン・ハズバンドという言葉は前から聞いてはいたが、今度豪州に行ってみてはじめてその真の姿をみることができた。ニュージーランド亭主とか、キーウイ・ハズバンドというものもあるが皆同じで、キーウイはニュージーランドに住む飛べない小鳥のことだそうである。要するに家庭にあってよく働く旦那のことを意味している。

そもそもオーストラリアやニュージーランドでは家庭の外では簡単にアルコールにありつくことができない。ことに夕方六時以後はますます難しくなる。たとえ認可されたバーに入っても、ウェイトレスがいるわけではなく、つまみも出してもらえず、女性同伴もご法度である。夜はせいぜい映画かストリップを観るぐらいであるが、後者は海浜でビキニ娘をみた方が余程気がきいているという。

そんなわけで会社がはねれば一直線にわが家へ帰り、晩餐の後は皿洗いを手伝ってしまうともう何も用がなくなってしまう。それに人件費は極めて高いので、日曜大工や植木屋はいうにおよばず、自動車の手入れから子供のお守りまですべてが旦那の受持ちになる由である。要するに、冷蔵庫にいまビールが何本入っているかまでチャンと知っているのが、典型的のオーストラリアン・ハズバンドだそうである。

ふつうのサラリーマンなら三〇歳前に立派な一軒家がもてるこの国では、客をわが家に招待するのが大好きである。もっとも日本のように待合や料亭があるわけではないので、やれ増築したからといって隣近所を呼んだり、子供が卒業したからといっては友人を招いたりするにはいきおいわが家を使用することになる。狭い家でも全館開放スタイルで上手に使いこなすし、大した料理がなくても、気軽に招待もし、されもする。人手がなければもちろん旦那が必死になって手伝うし、招かれた人も平気で応援している。はなはだしいのはホテル滞在中に泊っている部屋に多勢の人を呼びこんでパーティをやることさえある。すべてなれているからといって、てぎわよくやっている。

筆者の滞在中の二週間に何とパーティのない夜はなかったほどで、時には二つ、三つのパーティが重ったこともあった。こんなに頻繁に夜おそくまでがやがや、わいわいやることができるのも、ひとえに皿洗いはおろか掃除や洗濯までも手伝うのが常識になっている旦那族がいるからであろう。しかしそれにもましてワイフ族は家庭的で、前日から準備をし、翌日一日かかって後始末をするにもかかわらず、パーティでは飲み、食べ、しゃべるのが最大の楽しみのようである。やはりこのようなオーストラリアン・ワイフ族あってこそはじめて世界に名高きハズバンド族が誕生するというものであろう。

45 南十字星からミニスカートまで

（一九六七年七月）

赤道をはさんで四千粁北にあるのが東京で、丁度反対側に四千粁南下すると豪州の玄関シドニーがある。私が羽田をたった日は四月末としては異常に低温で、仕方なしに冬服を着てゆく始末であったが、豪州ではまさに秋たけなわといったところで、時にはインディアン・サマーと呼ばれる暑い日もあったが、大体この冬服で間に合ってしまった。この様に日本と豪州では夏と冬が逆になるが、そのほかにもあべこべのことが沢山ある。

観光ブームの今日でもさすがにこの国を訪れる日本人は少なく、くわしい案内書も手に入らない。しかし「百聞は一見にしかず」、僅か二週間の短い旅ではあったが、出発前に想像していた豪州とはかなりかけはなれた真の姿をみてくることができた。もちろん豪州は新開地であり、人口こそ僅かに東京都の人口に匹敵する程ではあるが、面積は日本全体の二〇倍以上もあり、逆に私の旅行したのは極めて限られた地域でしかない為に果してこの国をどれ程把握できたか疑問である。したがって日本でいえばフジヤマ・サクラ・ゲイシャ的なお上りさんめあての卑俗な主題になってしまったが、豪州観光のほんのサワリだけでも拾ってみよう。

◈南十字星

この星はこの辺の国々ではとても大切にされている。その証拠にオーストラリアやニュージーランドではもちろんのこと、オセアニアで三番目の独立国である西サモアでも国旗にこの星座が画かれている。オーストラリアの国旗は左上の隅にユニオンジャックがおさまり、その下の大きな星は州や領土を表わしているそうである。そして右側に南十字星があしらってある。どういうわけかニュージーランドの国旗は南十字星から余計な星が一つ除かれている。ついでにメルボルンで私の泊ったホテルがやはりサザン・クロスの名を使っている。あさはかにも私はこの名前が一寸気に入っただけで学会を通して予約しておいたものである。このホテルのマークにも五ツ星の南十字星がはいっている。ただ残念ながら泊ってみると料金が高く、いやにアメリカナイズされている割にはサービスは貧弱であった。

　ともかくこの南十字星を最初にみたのは往路真夜中頃、豪州の最北端のダーウィンに着陸した時である。そしてシドニーではもちろん毎晩これをながめ、メルボルンまで南下してくると頭の上にやけに大きく見えるのでそのうちに余り珍しくなくなってしまった。しかしとにかく北半球ではまずみることが出来ない星であるところにその珍しさとロマンチシズムがあるのかもしれない。もっとも天文学の教えるところでは紀元一万四千年頃になれば日本でもみられる様になるという。ドクトル・マンボウも赤道直下のマラッカ海峡で明け方の四時頃に水平線上に低くかかる待望の南十字星をみたが、その光輝はうすく、期待していた程華やかではないと書いている。丁度ローレライの岩も行ってみれば何の変てつもない単なる岩にすぎないというのと同じであるが、われわれ北半球の人間にとってはとにかく一度みなくては話にならない。

◈ユーカリ

豪州では木をみたらユーカリと思えといわれる程この国にはユーカリの木が多い。もっとも一口にユーカリといってもその種類は二百とも三百ともいわれるが、一寸郊外にゆくと大体百年もたった様な大木が沢山あるし、機上からみても車窓からみてもまず目に入るのはユーカリの木である。豪州人はガム・ツリーとよんでいるが、これはゴムをとる木の意味である。しかし例のインド・ゴムの木（ラバー・ツリー）とはもちろん別である。私は残念ながらこの木がどんな役に立つものかは知らないが、とても堅いことだけは確かである。そしてコアラの大事な食料であることも有名である。

キャンベラで立ち寄った日本大使館は此処に集っている多くの国々の大使館の中で一きわ立派で

あった。何でも首都の観光名所の一つとなっているそうであるが、たしかに日本建築のスタイルをとり入れた鉄筋コンクリートの立派な公館である。庭も日本式につくってあるが、そこにユーカリが沢山植えてあり、実によく調和している。日本でもユーカリの植樹をしてみたいものである。何でも熱海でユーカリをみたという話は聞いたが、私は今度苦心して手に入れたユーカリの種を清水健太郎先生に差上げてあるので、そのうちに鎌倉の材木座にユーカリの密林が出来るかもしれないと楽しみにしている。ユーカリとはそれ程たくましい巨木に育つものである。

◆コアラ

豪州大陸の原住民はアポリジン族とよばれるが、コアラとは彼らの言葉で「飲まない」という意味だそうである。その理由はコアラは水を飲まず、常食にしているユーカリの葉から水分を得ているためである。ただ豪州大陸に原産するユーカリは三百種以上に達するといわれるが、コアラの食べるのはその中で僅かに七、八種だそうである。したがって食料の得られない他の国では一寸飼うわけにゆかず、もちろん上野動物園でもみられない。デパートの玩具売場にでも行ってカンガルーの毛皮で作ったコアラの人形をみるのが一番てっとり早いし、とてもよく似ている。豪州でも保護動物になっているが、メルボルンの市内から二、三時間も郊外にドライブすれば簡単に野生のコアラをみることができるという。ただ残念ながら私はメルボルンの動物園でしかこれをみる機会に恵まれなかった。

コアラは夜行動物なので私の訪れたときはユーカリの木の上で眠っていた。人間の赤ん坊位の大きさで、コアラ熊《ベア》ともよばれるが、カンガルーから進化したものでやはり有袋類に属している。したがって母親の袋の中で育ち、二ヵ月程たつと更に母親の背中におぶさって暮している。熊といっても実におとなしい、というよりむしろなまけものといった方があたっているかもしれない。そして英語のキュートという言葉はコアラのためにあるといっても過言ではないとは、神経学会のロバートソン会長のお嬢さんの説明であるが、彼女こそ幼い時にはさぞやキュートだったに違いないと想像できる程の美人であるから間違いなかろう。動物園のコアラの檻にはもちろん食料としてのユーカリの枝が立ててあった。この国でもよい子たちの人気の的らしく、ウイーク・デイの昼下りにもこの檻の前は子供達でにぎやかであった。ただ野生のコアラを可愛いからといってだきかかえると、ダニがいるから後が大変だそうである。

◆カンガルー

カンガルーはコアラにもまして豪州の名物である。カンタス航空のマークもカンガルーならば、国内線のTAAの機首にもカンガルーのマークが画かれている。この大陸にはカンガルーよりも大きくて強い動物は居ないので、「森の王様」の別名さえ与えられている。アポリジンの言葉では

「アイ・ドント・ノウ」の意味で、丁度カステラと同じ様な間違いが二百年前に起きてしまったため、こんな奇妙な名がつけられているわけであると。カンガルーの尻尾のスープはなかなか美味で珍重されているが、肉はとうてい食べられたものではないらしい。しかしカンガルーの皮で作ったお土産品はうんざりする程並べてあるので、この国にいるカンガルーの数は大したものと想像できる。しかし私はやはりメルボルンの動物園でエミューと一緒に放し飼いにしているものをみただけで、遂に野生のカンガルーにお目にかかる機会には恵まれなかった。

◇ブーメラン

丁度平仮名の「く」の字の形をした木製のブーメランもやはり豪州のシンボルの一つで、Ansett—ANA という国内線の航空会社のマークにも使われている。昔は原住民のアポリジニーズが狩猟に使ったもので、彼らが上手になげるとカンガルーも仕止めることができるそうである。しかし今では美しく彫刻され、彩色されてお土産物になっている。もっとも近頃はメイド・イン・ジャパンが沢山出廻っているから、よく注意しなさいと教えられた。とにかくこれを四五度の方向に投げると、くるくる回りながら大きく円を描いて手もとに戻ってくるところが面白い。

◇ブラック・オパール

昔から豪州はブラック・オパールの産地と聞いてはいたが、余り縁起の良い石ではないので大した興味はなかった。それでも色々と広告をみたり、ショー・ウインドをのぞいているうちに、とうとう話の種にオパール屋をひやかす機会に恵まれた。メルボルンの中心地のリトル・コリンズ街の古ぼけたビルの四階に、ダルハイマー商店を訪れた。彼は独乙からの移民の息子として育ち、宝石みがきに一生を捧げてきたベテランである。原鉱石を砕き、ロクロやグラインダーで丹念に磨いてゆくと、あやしく光り輝く宝石が出来上がってくる。カフスやペンダントにする張り合せの安物ならばともかく、むくのものだと私の小指の爪位の大きさで約千オーストラリア・ドル（四〇万円）もすると聞いただけで帰ってきた。彼は客が来ると私を仕事場に残したまま店に出て応対している。この間に私はひとりで高価な宝石を目の前にしているわけである。もともとオーストラリア人は呑気だと聞いてはいたが、いくら日本のドクターであるといっても初対面の男を信用して宝石のごろごろしている仕事場に独りで残してゆくなど一寸無茶な話である。すべてが「性善説」をとっているこの国では当り前のことかもしれないが、私はいささか身のおき場に困ってしまった。

◆ハーバー・ブリッジ

豪州の玄関口のシドニーはこの国の最大の都会でもある。メルボルンが英国調であるのにくらべ、此処はアメリカ風で明るく、世界の美港の一つでもある。シドニー市を南北に分けるジャクソン湾にかかっているのがアーチ型のこの橋で、昔は船でこの橋をくぐってはじめて豪州に上陸したものだそうである。街全体も丁度サンフランシスコに似ていて、この橋はいわば金門橋といったところであろう。一九三六年に完成した時から今に至るまで、がめつく自動車の通行料金をとりたてている。一回一〇セント（四〇円）だからもうとっくに元はとってしまったに違いなかろう。この橋はシドニーのシンボルであると同時に、オーストラリアの看板でもある。

この橋下をくぐって日本の特殊潜航艇が三隻湾内奥深く潜入したのは昭和一七年五月三一日のことであった。今ではこの潜航艇がキャンペラの戦争記録館の庭に復元されているが、私達の同胞がはるばる日本から八千粁も離れたこんな遠い所まで進攻して来た事実を目のあたりにみて、そのファイトにはしばしば感動したものである。

◆ミニスカート

東京から正味一三時間程でシドニーに着いてみると、街で出合う女性のスカートが大変短いことに驚いた。世はミニスカート時代との話は聞いていたが、東京では大根脚をあらわにのぞかせている姿はさすがに珍しい。ところがシドニーはロンドンと並んで世界中で短いスカートが一番流行しているといわれる程で、その本場に乗込んだのだから気になるのも当然であろう。とにかく余程よぼよぼのお婆ちゃんか救世軍でもない限り、大抵の女性は膝上二〇センチといったところであろうか。何しろ世界一美味しいバター、チーズ、ハム、ソーセージをたべて、広い土地でのんびり育ったせいか皆立派な体をしている。要するにグラマーばかりで、ミニスカートで脚を出しても少しもおかしくない。それよりむしろ自然で健康的にさえみえる。一週間もしたら旅行者の私の目にもすっかり馴れてしまい、今度は東京に帰ってきて相変らずの長いスカートがかえって目ざわりになってしまった。

　メルボルンのサザン・クロス・ホテルの前で写したお嬢さんは、金髪に赤いワンピース、まず標準のミニスカートといったところであろう。赤い洋服も多いがそれよりも目につくのは例のブルーともグリーンともつかぬいわゆるオーストラリアン・カラーである。この色は実によく使われていて、ホテルのカーテンも、汽車のジュウタンも、カンタスのスチュワーデスの制服も皆この系統の色である。ただ生地は羊毛の産地にもかかわらず余り上等なものはなく、高級品はすべて輸入したものである。しかし「日本ならばさしずめカーテン地くらいにしか使いみちのない様なぺなぺなの品物も、彼女達が着るとすっかりひき立ってよく似合うから全く不思議だ」とは現地の日系商社の人の話である。そんなわけで日本から輸出する生地も余り高価なものは人気がなく、お粗末なものしか買ってもらえないらしい。シドニーでは一夜、脳神経外科学会の会長をつとめたダグラス卿の家でなごやかなパーティーが開かれた。がらにもなく私もミニスカートのお嬢さん達とワルツイング・マチルダにはじまり炭坑節やら東京音頭まで踊ってしまったのは、オーストラリア産のワインが少々まわりすぎたせいか、それともこの膝上二〇センチの魔力にあてられてしまったためであろうか。

46 北太平洋にて

（一九六一年五月）

震災の年に生れた関係か、よく色々な事件に遭遇する。これもその一つである。

昭和二七年八月一六日、午後二時頃、わが図南丸はサンフランシスコで重油を満載して、大圏コースにて野島崎東方一五〇〇カイリの北太平洋上を横浜に急いでいた。当時わが国最大の船だけあって、豪華なサロンでは平穏な航海にあきた上級船員達が昼食後の雑談にはなをさかせていた。カルフォルニアのメロンやサンキスト・オレンジをほおばりながら。

その頃、船橋《ブリッジ》では当直の三等航海士《サード・オフィサー》が本船の右前方はるか彼方に黒煙を発見し、どうも船が燃えているらしいと報告してきた。船長の命令によって直ちに変針して近づいてみると、船は百トン足らずの漁船で、マストも、船橋も、船室もみえず、ただ大きなボートの様なものが漂流しているだけである。火勢は余りつのる様子はない。

本船は約一カイリ離れて停止し、首席航海士《チーフ・メイト》指揮のカッターがおろされ救助に向った。ドクターは船橋の一番大きい望遠鏡を占領してこれをのぞいたり、写真をとったりして野次馬ぶりを発揮していたが、漁船からはもう待ちきれず二人が海に飛込んで本船に向って泳いでいるではないか。幸いに凪とはいっても日附変更線を過ぎたばかりの北太平洋のうねりは大きい。

　カッターはやがて漁船の乗組員一七人を全部収容して帰ってきた。勿論漁船はそのまま漂流を続けている。収容が終れば、今迄一番暇であったドクターが一人で多忙を極めることになった。全員陽焼けとすすと油と垢で真黒である。みんな裸に近いが、ほとんど揃って真新しいサラシの下帯をつけているところは「海の男」のたしなみであろうか。幸いに皆元気で、やけど・きりきずなどの他は大した怪我もなく、下痢に悩まされていたにしては栄養も悪くない。全員に一応聴診器をあてた後、強心剤・ビタミン・ブドウ糖やらを注射してガラ空きの病室に収容した。

　その夜しっかりしている者から話をきくと次の様なことである。

　漁船は高知県室戸岬のマグロ漁船「第三加鳥丸」で、七月七日に浦賀を出帆し、マグロを追って金華山沖を航海中、二七日漏電のため突然無電室より発火し、燃料に引火して船尾の大部分を焼き、一二時間後に辛うじて鎮火したという。無電機の焼失のためＳＯＳも打てず、それからはあてのない漂流生活がはじまった。すでに消火のため疲労こんぱいした船員達は連日連夜交替で排水作業を続け、辛うじて沈没からは免れていたが、夜は寒さ、昼は飢えと渇きに悩まされ、僅かに焼け残った焦げた米を食べ、冷凍用の氷を噛って命をつないでいたという。しかし既に釣上げた数百貫のマグロをたべていたので栄養状態はかなりよかった。それでもこの間に三隻の外国船を発見し合図したが見逃され、一四、五日頃には死の恐怖と共に絶望状態に陥り、沈没一歩手前であったという。そして漂流実に二一日目に本船を発見した時は、又もやおいてきぼりにされると思って、甲板でとっておきの油をたいて信号し、この煙を本船が見付けたわけである。

故国に近づくにつれ全員はメキメキ恢復し、二〇日には横浜入港と同時になかばあきらめていた家族に迎えられた。そして図南丸船員より供出された着物を身につけて元気に下船して行った。これでドクターも第三管区海上保安部よりの生れて初めてもらう人命救助の表彰状を手に船を離れたが、海上生活数十年の水夫長《ボースン》もこの様なことは初めてという貴重な経験をしたのはやはり星のせいであろうか。

間もなく私の家には「海の男」の感謝のこもった一かかえもあるマグロが届けられた。そして手製の望遠レンズで撮った救助の光景が入港と同時に各新聞社にねらわれるところとなり、遂に共同通信の記者にスクープされ、翌朝の新聞紙上に掲載された。後にアサヒ・カメラに「船医の特ダネ写真」としてとりあげられたのも楽しい想い出の一つである。

V　おりおりの社会問題

◆学生時代

わが青春グラフィティ

47 北満開拓地の冬季健康調査

（一九八五年九月）

昭和一八年一二月から翌年の一月にかけて約一カ月間にわたり、満州の東北地方を旅行した。戦時中の短縮のため二年半で旧制高校を卒業し、昭和一七年秋には医学部に入学していたので、学部二年生の一学期末ということになる。学内の「大陸衛生研究会」が企画した開拓地の健康調査が主目的のサークルで、内科の坂口康蔵教授を会長に推戴し、小児科外来医長の松村講師（現群馬大学名誉教授）を隊長に、四、三、二年生合計一三名が参加した。

陸路下関を経て関釜連絡船金剛丸に乗船したが、終始船室に閉じ込められ、救命胴衣を着けながら、既に出没しはじめた潜水艦の雷撃におびえながらの釜山上陸であった。それから超特急ひかり号で朝鮮半島を北上し、東京から七七時間かかってようやく新京（長春）にたどり着いた。当時の体力やファイトと未知の国を訪れた感激で大して疲れもせず、日本人国民学校の校庭で早速スケートを楽しんだ程元気であった。

新京で満州国政府に属する衛生技術廠から防寒装備を借り、ハルビン、牡丹江経由で目的地千振開拓地に着いたのは東京を発ってから丁度一週間後であった。ハルビンから牡丹江までの車窓から見たミニ・シベリア風景などは今でもはっきり覚えているし、内地では姿を消しはじめた駅売の鶏の丸焼などの味も忘れられない。

気温マイナス二〇～三〇度、風速二〇メートルの千振開拓地で、開拓団員の住宅を訪れては種々の健康調査を続け、元旦には四方拝を終えてカルテ整理に没頭した。この地方は新潟・長野・石川・山梨などから入植した農家が夫々群落をつくり、故郷のスタイルを守りながら餅つきや年越そばなどの正月の行事も忘れずに残っていた。

帰途は医科大学のあったチャムスに一泊し、ハルビンに戻った。ハルビンでは凍結した松花江（スンガリー）・ロシア寺

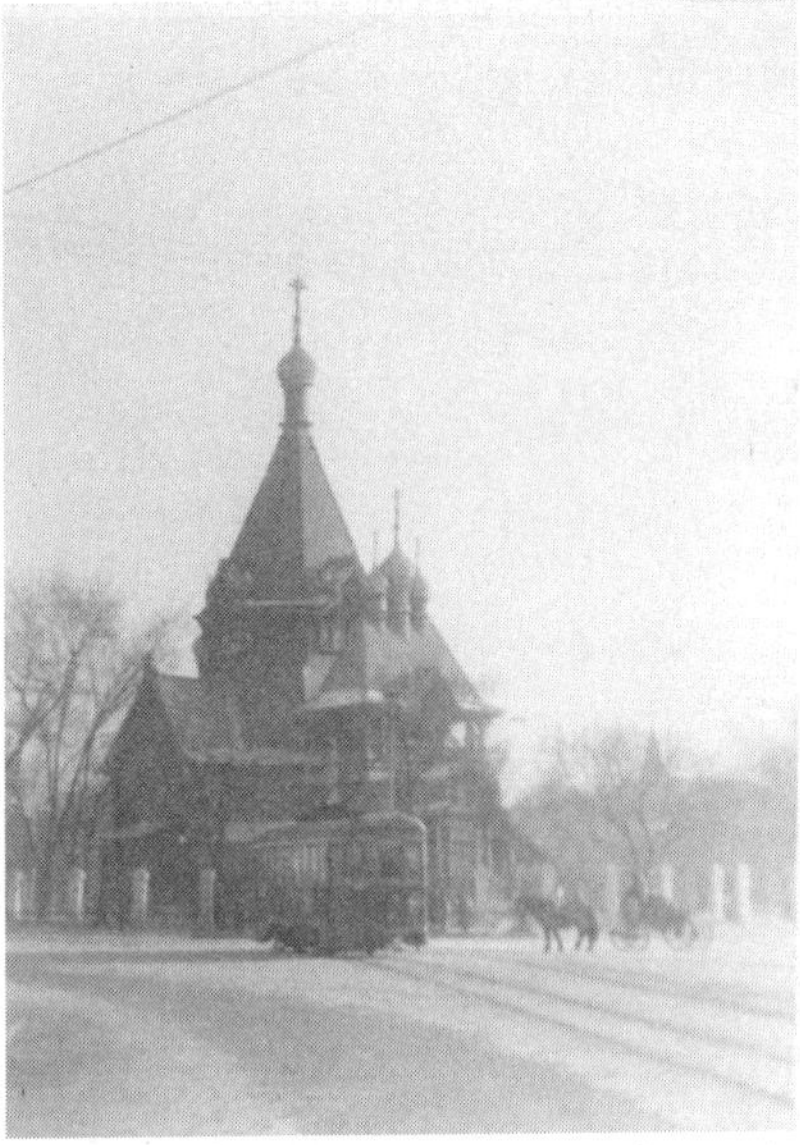

ハルビンのソフィスカヤ寺院

院・ロシア人墓地・博物館など一日中ゆっくり見物して回った。市内の極楽寺で撮った写真をみると厚い防寒外套を着て、毛皮の帽子をかぶり、フェルトの長靴をはいている姿は一見陸軍の部隊長？と言ったところ。今から思うとよくもこんな重い物を身につけて動き回ったものだと感無量である。それでもこの日は珍しく温かく、マイナス一〇度位であったと覚えている。

ハルビンからは往路と同じコースを逆にたどって、一月一〇日夜東京駅に帰着した。ともかく初めて接した外地の印象は強く、もう一度行ってみたいなど楽しい想い出にふけっているうちに高熱が出て寝込んでしまった。

はじめは扁桃腺炎位に考えていたら、診断は〝発疹チフス〟で、駒込病院に一ヵ月間隔離され、辛うじて一命はとりとめたものの、退院時には骨と皮に痩せこけ、ろくに漢字も書けぬ程ボケてしまった。それでも三月には黴菌学の口頭試問を受け、たまたまリケッチアでいじめられたことを覚えている。同行者の中でもう一人、関根君（現順大教授）が同病にかかり千葉医大病院に入院したが、やはり元気に回復された。

発疹チフスは戦後こそ内地でも流行したが、当時はコレラ・ペスト並に珍しく、大さわぎであった様である。もっとも本人は、高熱にうなされて外界のことなど知るすべもなかった。最重症の一週間は患者は熱くて仕方なかったが、寒中の火の気のない病室で、感染をおそれて余り近付く人もない息子に、付ききりで看病してくれた母の恩も忘れられない。

よく考えるとチャムスからハルビンへの寝台車で蚤に刺されて閉口したが、潜伏期を計算するとまさしくこの時に感染したに違いない。蚤が媒介したので満州熱かもしれないが、全員予防注射はしているし、そろって蚤や虱の洗礼をうけているのに、何故われわれ二人だけが発病したのか不思議でならない。

ともあれ雷撃もされず、匪賊にも狼にも襲われず、発疹チフスで危く一命を落すところではあったが、私にとっては悔いのない青春の一齣であった。

48 広島

（一九四六年九月）

終戦の直接的原因となった米軍の広島市に対する原子爆弾攻撃は昭和二〇年八月六日朝であった。私はその後約二カ月半を経た一〇月下旬、学研の災害調査団に加わって広島へ向った。

通常の爆撃を受けた土地なら二カ月余も経てば相当復興し、当時の生々しい状況を想像するのは少々困難であるが、広島では当時の凄惨な様子こそ分らぬが、風水害をも加え受けた文字通りの惨状は、その頃でも十分想像する事が出来た。

私達は約一カ月間彼地に滞在し、米国側調査団に協力し診療及び調査に加わった。此の間に受けた印象から次の様な事を思い出した。私は嘗て伊太利を旅行した人からポンペイの廃墟の話を聞いた事がある。ヴェスビオス火山の噴火によって一瞬に灰の下に埋められたポンペイは今日の観光者に千数百年前の状態をそのままに示している。即ち今日に於いてもなお吾々は噴火当時の人々の位置姿勢迄をも知り得るし、或は杭につながれた犬の苦しむ様もそのままに見られるのである。（此の事と広島とを単に比較するのは多くの犠牲者たる吾々の同胞に対しては誠に相済まぬ事である。私達はどこまでも広島市民に対して同情の念を失ってはならぬのである。当時に於てさえも未だ罹災者の救護は決して十分とは言えなかった。多くの研究者が自己の研究調査にのみ専念し、又或いは広島をポンペイの廃墟と同様な目で見た事は実に医学を学ぶ者にとって残念な事であった。）

吾々が夏海水浴で陽にやける場合は、皮膚面の露出していない部分は白く元の色を保ち、その保護乃至遮蔽物の形位置を想像出来る。これと同様に原子爆弾の熱射を受け多くのものが黒く焦げた。アスファルトはその瞬間の路上の人の足跡や車の跡を白く残して黒く焦げている。或る電柱はその傍の八ッ手の葉の形を白く残して黒く焼け焦げている。そして今はその茂った八ッ手は見られぬが、根元から放射能によって遺伝子に変異を生じた為にちぢれた小さな新しい葉が生え始めていた。又或る木の塀の爆心側に茂っていたプラタナスの木はその影を白く塀に写し、一一月の落葉後も夏の葉の茂っている様子が想像出来た。

次に私達が広島滞在中に市の内外にて見聞した事を書いてみよう。広島に着いた日に私は自動車で市内を一巡したが、その時通行人の中に沢山の原子爆弾による患者を見た。例えば頭髪の薄い者、手を包帯し釣っている者、松葉杖の者、そして顔面が何となく黒ずんでいる人々が異常に多いのに気が付いた。此の様な光景は繰り返しはげしい空襲を受けた東京などでは余り見られなかったものである。

各地を巡廻診療中患者の言葉で多くの人々が皮膚が化膿した事を、或る毒を吸ってこれが体の表面に吹出物として現れると考えている事を知った。良く調べてみると爆撃直後に誰かが言ったらしく、それがまことしやかに伝え拡がったらしい。この毒は患者を看病しても吸うから用心せよと言う老人もいたし、毒ならばサルバルサンが効くというわけで、これを注射した男もいた。

治療を受けにくる人々の中で若い婦人が頭に風呂敷やネッカチーフなどをかぶって来るのが見受けられた。これらは皆 radiation の影響で脱毛したもので、高度のものは尼僧の様であった。私は頭巾を取った瞬間何とも言えぬ同情の念にかられたのであった。

或る国民学校に行った時には、担架に乗せられて全身火傷を受けた少年が運ばれて来た。彼は何処の病院でも入院を拒まれ止むを得ず自家で臥床し、包帯の交換さえ殆ど受けていなかった。全身瘦せ衰えて着物に触れれば痛いと言い、着物を脱がせれば寒いと震えた。国家は斯様な多くの犠牲者に対して余りにも無力である。二カ月後になっても十分な治療を受けず不運を歎いて死んで行った同胞はどれ程居たであろうか。自己の研究の為の学者を心から憎んでいた市民も、少量の医薬品を持ったわれわれの所へは採血されても、又色々と細かくアナムネーゼを調べられても、競って詰めかけた事から見ても、彼等は如何に救護の手を待って居たかが判る。私達もその場限りの治療しか出来ず非常に残念であった。

国家の無力といえば孤児収容所に於ても見られた。或る国民学校の一室がそれにあてられていた。秋も終りかけているのにガラス戸は一つもなく空虚な室に畳が敷いてあり、センベイ蒲団が数枚あるのみであった。中には二〇人程の孤児が一杯の碗の昼食を摂っていた。その量と質とは御想像に委せよう。頭髪は伸び、顔手足は垢だらけの孤児達は年長の女の子の命令を聞き、丸々と太った寮母の叱責を受けていた。玩具とて一つもなく、食事を終えれば走り廻る元気もなく部屋でごろごろしているだけである。或る男の子などは校庭の藷畑へ出て来て、掘り残された細い生藷や茎を無意識にむさぼり食べていた。これを見て私は饑餓というものの真の姿を知ったのである。同行のコック軍医大尉はこのままに放置すれば悉く餓死に至る悲惨な孤児等に持参の菓子、ビタミン錠を与えて同情を示した。

或る日われわれは市内より約二粁程東の兵舎の跡に移っている広島高校へ行った。高校生を対象とする吾々の調査は非常に円滑に行った。なんでも爆撃当日が動員中の工場の電休日であった為、多くの学徒が市内に出掛け、一クラスで平均四、五名の犠牲者がいた。寮で御馳走になった昼食と残務整理に残っている兵隊の食事とを比べてここにも敗因の一つを発見したのである。一一月の初、吾々は招かれて近郊の山に松茸狩に行った。此の辺の山は爆撃の為火事になったらしく大分焼けていた。私は戦前の広島は見なかったが実に美しい所であったと思う。殊にその川の清い事は驚くべきで、住民が減って下水などの汚物の流入が少なくなった為か、市内に於てさえも山間の清流の如くであった。焼跡を美事な松茸の荷を担った商人が行き、子供達が大きな柿の実や蜜柑を噛っている光景は、広島ならでは見られぬものであろう。

個々の患者に就いては次の様な事が観察された。例えば爆撃の瞬間眼を閉じた患者は顔面全部に火傷を受けたにも拘わらず、眼の周りは白く残っていた。この事からやはり熱射を受けても或る一定時間経ぬと——(極く短時間ではあろうが)——火傷にはならぬ事が考えられる。又同じ患者の腕には腕時計の痕も残っていた。爪に見られる変化も面白い、即ち爆撃当時の爪は焦げて薄くなっていて、その後に生えて来た普通の部分との境にはっきりとした段を認め得るのである。眼鏡をかけた人ではその為熱線が集中され或いは発散され、眼の周りの火傷の度が他部と異なっている。以上の様に原子爆弾による変化が様々に認められ、その患者に就いて精しく調べると色々と変った事が発見される。爆心地近くに珍しくバラックが建てられた。此処を訪問すると終戦後復員して帰った息子一人が住んでいて、壇の上には五、六個の骨壺がずらりと並んでいた。当人はまるで地震などの天災に遭った様な気持でいたが、一層の同情心が湧き起ったのである。

海軍の潜水学校のあった大竹の町からは当日多くの人々が広島へ勤労奉仕に来ていたため相当沢山の傷者が出た。併し此の町の様に大分離れている所は何ら原子爆弾による損害は受けていないので、負傷者も十分に治療を受け、火傷等も殆ど治癒して既に瘢痕になっている者も多かった。

先にも述べた様にわれわれは多くの孤児を見たが、同行のコック大尉は左の如き疑問を持った。今迄放射線に対する抵抗力は、子供の方が大人より弱いとされていた。之等の孤児達も恐らく爆撃時には父母と共にいたのであろう。しかるに現在子供のみ残っているのは、恰も子供の方が抵抗力が強い様に思われるというのである。その理由は簡単なものではなかろうが、成人即ち親達は災害の直後色々と過労し、又子供の骨はその燐の含有量が成人より少なく、放射能による二次的な影響が成人より少ないのではないかとも考えられる。

以上思い出すままに原子爆弾災害調査に関する事を一通り書いてみた。その後の広島についても折々新聞などに報ぜられ、復興の軌道に乗っている様子である。どうか日本中で最大の戦災を蒙った広島市が一日も早く復活してその美しさを取戻し、中国地方の中心として繁栄する日を切に期待しているのである。

昭和時代

49 夏休みと公害

（一九七三年七月）

大学の医局時代には、東京出身の私は別に帰省する故郷もなく、ほとんど夏休みらしいものをとった記憶がない。しかし最近では年のせいか、レジャー・ブームの影響か、とにかく人並みに夏休みをとって十分に休養するようになった。しかしいざ何処かへと考えてみても、却って疲れに行くような所ばかりで、なかなか格好な避暑地が見つからない。

そんなせいか、昭和四五年の夏はマウイ島のカアナ・パリ海岸で、四六年はスイスはルツエルン湖畔のホテルで、そして昨年はグアム島のタモン・ビーチで過した。いずれも公害の全くない水辺と、豊富な緑陰と、静かな環境に恵まれ、理想的な休養がとれた。そしてここまで足をのばせば、私の少年時代に楽しんだ自然をそのまま娘に与えることも未だに可能である。

戦前は日本中何処に行っても、都会生活者にとって貴重なオアシスはふんだんに存在していた。しかし最近は安心して泳げる海も、静寂を得られる山もほとんど無くなってしまった。三浦半島の油壺は学生時代からよく遊びに行った保養地であったが、もう今では泥海と化し、隅田川と変らぬ臭気さえただよっている。

昔からわが国では海にごみを平気で捨てていたが、最近ではすべての観光地で一寸裏へ回ればごみの山に突き当る。これに反して欧米では自然保護の努力が並大抵でなく、日本人でごった返すハワイのワイキキでさえ、一夜明ければ清潔な砂浜が待っている。日本では安心して裸足で歩ける砂浜がどれ程あろうか。

俗悪な看板や趣味の悪い雑音のない、静かな、安全な保養地をもうわが国では求められないのかもしれない。そればかりか、間もなく日本人が海外の目ぼしいリゾートまで荒し回ってしまうかもしれない。「日本人おことわり」の看板が出ないうちに、われわれは考え直す必要がある。

平成時代

50 元禄は遠くなりにけり

（一九九九年一月）

平成九年から菩提寺（高輪・泉岳寺）の代表総代を仰せつかり、今さらながら「元禄は遠くなりにけり」と嘆いている。それでも義士討ち入り三〇〇年を迎えるので、関係者たちはいろいろと記念事業を計画した。

泉岳寺は、震災・戦災によって大きな被害を受け、その上、永年の風雪にさらされて、義士の墓碑などの損傷も甚だしい。大正一四年に建てられた木造の義士館も、見る影もなく荒れ果てている。中には鎖帷子、鉢金、脛当、脇差など、義士ゆかりの品々をはじめ、明治元年に明治天皇から下された義士の栄誉を称える勅書も展示されている。

同じく泉岳寺にある浅野公の墓前にそなえた吉良上野介の首を、泉岳寺の使僧が吉良邸に届けた時に、吉良側が出した「首級請取状」もある。しかし、これらは長い間外光にさらされ、保存状態も悪く傷みが激しい。

二一世紀に向かって、元禄の快挙を後世に伝えるため、この際、荒廃した境内を整備し、義士墓所を補修し、立派な新義士館を建てんものと、泉岳寺の檀・信徒をはじめ広く全国的に有識者を交えて募金運動を始めた。最近、われわれは地球遺産の保全の必要性に気が付き、種々の手を打っているが、同じようにわれわれの心の鏡として、泉岳寺や忠臣蔵を護っていきたいものである。

このところ続いている不景気のせいかもしれないが、ＮＨＫでは大河ドラマ『元禄繚乱』が放映開始される。また、新年早々にはテレビ東京で一二時間のワイドドラマ『赤穂浪士』も放映される。

日の丸や君が代離れの進んでいる若い世代に、忠臣蔵がどれほどアピールするか分からないが、泉岳寺の檀徒の一人として、このところ誰彼となく、この風化しつつある貴重な文化遺産の保全に協力をお願いしている次第である。

51 情報化時代に思う

（一九九六年）

たまたま近刊の『大本営参謀の情報戦記――情報なき国家の悲劇』（堀栄三著・文春文庫）や『誤報――新聞報道の死角』（後藤文康著・岩波新書）を読んだ機会に、改めて情報の重要性を考えてみた。

半世紀も前に筆者が研究生活に入った頃は、ごく一般的であったノートを使わず、最初からはがき大の文献カードを愛用してきた。貴重な症例記録もすべてパンチ・カードで保管していた。おかげで日常の診療・研究や論文執筆にたいへん好都合であったと思っている。しかし今やカード・ボックスも増え、少々持て余しぎみになったが、相変わらず自らせっせとカードを作っている。

さて、最近、筆者と縁の深い「脳死」に関する近着書を読んでいたら、イエール大学社会・政策研究所のE・フェルドマンの論文「脳死……日本における論争」が目にとまった。われわれがいずれまとめなければと思っていたこの重要なテーマを、外国人に先に取り上げられたことも驚きであったが、彼の非凡な情報収集力にも敬服した。引用している六〇余編の文献の大部分は、もちろん日本語である。これらの参考文献の中で、筆者はNYタイムズの一九八七年二月一〇日号に掲載されているC・ハーベルマンの記事に興味を持った。早速、三鷹校舎の図書館に尋ねたが、残念ながらあまり役に立つ助言は得られなかった。思いあぐねて、マスコミに強い社会科学部長の田久保さんに相談したところ、たちどころに全文のコピーを入手できた。筆者は縮刷版からのコピーでももらえるのかと思っていたところ、立派な論文コピーが、社会科学部図書館の赤井司書から送信されてきた。

今やインターネット時代を迎え、近く学内LANも整備されようとしている。携帯電話の普及率も急速に伸びているようである。確かに世の中は刻一刻便利になっているが、われわれはそれだけせわしなく走り回っているに違いない。情報の重要性はよくわかっているものの、このような進歩は人類にどれほど幸福をもたらすのであろうか。

52 研究と環境

（二〇〇三年七月）

太平洋戦争の末期、マリアナ地区の陸海の軍医官約三〇名が集まって研究会が開かれた。その時、大島欣二、本間日臣両氏によって「当基地に流行性に発生したいわゆるカタル性黄疸について」と題する研究が、約二五分間にわたって発表された。その原稿は軍医会誌に掲載する予定であったが、一週間後には惜しくも砲撃で吹き飛ばされてしまったそうである。

先頃急逝された畏友本間さんの書かれた『サザーン・クロス』によると、当時のテニアン第一基地の病室には一台の顕微鏡と少数の試薬しかなかったそうである。それでも、急増する黄疸患者を仔細に観察しながら、小さな内科書一冊を頼りに原稿は完成した。本間さんは「多数の患者が発生した場合、これに対する最も正確な観察を報告し、あたう限りの処置を施すことは軍医としての義務であった。更に未知の真理を解明するために挺身するのは、学に志す者にとって当然の務めであった」と書かれている。

サイパン島に米軍が上陸するわずか一〇日前に、そしてテニアン島が玉砕する二カ月前に、われわれの先輩たちはなお研究会を持って、医学への情熱を持ち続けていたことを知って、強い感銘を覚えた。筆者は従軍の経験こそないが、東京空襲の夜、燈火管制の下で、友人たちとローベルト・コッホの論文を輪読していたことを覚えている。また、今になって振り返ってみると、忙しかった時にこそ良い仕事ができたように思われる。論文もそのような時に却ってたくさん書けたようである。

われわれは「忙しくて研究もできない」「予算がなくて困る」「論文も書く暇がない」などとはあまり言えないのではなかろうか。

53

無事《ぶじ》是《これ》貴人《きじん》

（一九九五年）

表題は石坂泰三氏の座右の銘で、「何事も無いのが最上の人生」という意味である。

筆者は最近、書名に惹かれてもとめた『もう、きみには頼まない――石坂泰三の世界』（城山三郎著・毎日新聞社刊）を興味深く読んだところである。石坂氏は「無事是貴人」をモットーとしながらも、戦前・戦後にかけて立派な仕事をたくさんされている。この本を読んで、筆者はさらに石坂氏の人間性にも大いに惹かれるところがあった。特に次のくだりはぜひとも紹介しておきたい。

戦後二年以上も経ってから、フィリピンで戦病死した次男の遺骨を引き取りに増上寺に出向いたときの光景が詳しく描写されている。風呂敷を忘れた彼は、受け取った「英霊」の木箱を脱いだ外套でくるんで小脇に抱えた。そのほうが風呂敷包みで提げるよりどんなにかよかったと、しっかり抱きしめて電車に乗ったことが、当日の日記にしたためられている。

今や戦後五〇年を経て、さまざまな戦争体験は人々の記憶から遠ざかってしまったが、愛する息子を失った親の気持ちが、まさに伝わってくるようである。

この石坂氏が、日本から持参した歯磨きを外国の旅行先で使い切って、そのチューブを捨てるときに、できることなら持ち帰ってから捨ててやりたい気持ちになるとも書いている。まことにロマンチックの限りであるが、筆者もかねがね同じような経験をしているので、わが意を得た思いである。

また、自身では経団連や東芝などマンモス組織のトップを務めた石坂氏が、ある大学の学長に向かって、「あまり大きなリンゴは、味が良くない。大学もマンモス大学にならないようにすることです」と言っているのはちょっと意外であるが、まさに至言である。

城山氏は「一度でもよいから石坂さんにお目にかかっておきたかった」と、あとがきに書いている。筆者にとっても、近ごろこのような魅力のある人に接する機会がとみに減ってしまったことは、まことに淋しいかぎりである。

あとがき

関東大震災（大正一二年九月）の直後に東京で生まれた私は、二・二六事件（昭和一一年）の大雪の日に中学校（旧制七年制高校尋常科）を受験した。幸いに入学後はすぐれた教育を受けることができたが、早くも翌年には支那事変が勃発した。大陸の戦火は次第に拡大し、高校二年の時についに太平洋戦争になってしまった。二年半で高校を卒業し、医学部に進学したが、結局、敗色のとみに濃くなった昭和二〇年四月、大学の繰り上げ卒業試験の直前に大空襲で教科書やノートとともに自宅も全焼してしまった。間もなく戦火は収まったが、講義のないままに、卒業は元に戻って翌年（昭和二一年）の秋までお預けになった。しかも戦後は医大の卒業だけでは医師免許がもらえなくなり、GHQ（連合軍最高司令部）の指令により、最初の医師国家試験を受けて、惨めな敗戦国の混乱・窮乏生活の中で漸く医師になることができた。そして外科・脳神経外科の修練を積みながら、戦後の復興期、経済成長期や昭和元禄時代を経て、昭和・平成の飽食時代から、混沌とした世相の今日までの長い間には、臨床面でも、教育面でもいろいろな経験をした。

一〇歳で重い疫痢にかかり、二〇歳の時に高熱が一〇日以上も続いた発疹チフスに感染し、いずれも九死に一生を得た。また東京空襲では焼夷弾が鼻先をかすめて落下し、爪先の地面に刺さって

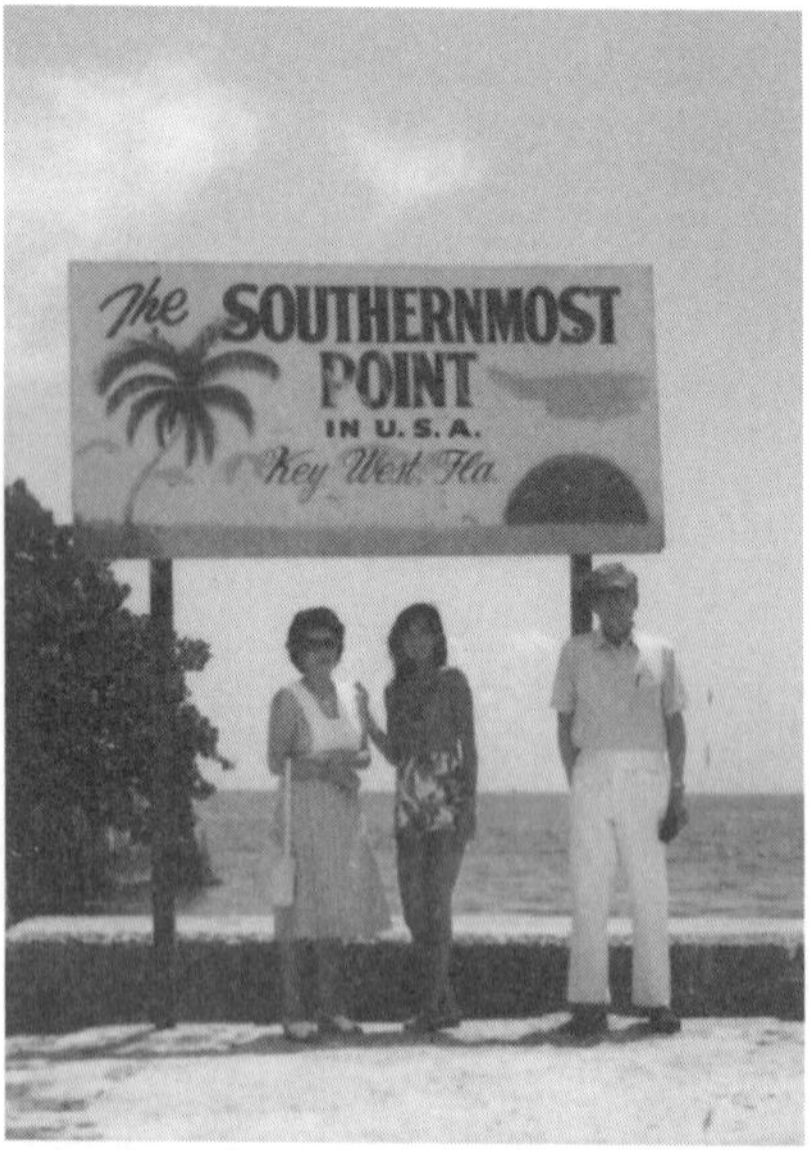

米国最南端の標識があるキー・ウェスト海岸

火を噴いたこともあった。医師になってからは大学や病院で勤務したが、良き師匠、友人、同僚、弟子、家族らに恵まれて、大過なく今日に至った。この間に本業の研究論文以外にも、折にふれて書いたものが残っている。この本はそれらの中で主に医学教育と旅に関する文章をまとめたものである。編集作業は専ら前著「不帰の途――脳死をめぐって」でお世話になった信山社の今井守氏のすぐれた手腕に依るところが大きい。孫ほど年の差がある今井氏が、これらの文章に興味をもたれたことは、驚きであり、また幸運でもあった。医療崩壊・教育崩壊が叫ばれて久しいが、この本が大正生まれの一医学徒のたわごとだけに終わってほしくないと願っている。

そもそも医学教育に関する論議は難しい。関連領域の進歩と相俟って、少なくとも平均寿命からみれば、今や医学は急速に進歩（?）している。ただその成果が果して人類の幸福に十分貢献しているかどうかは、はなはだ疑わしい。医者と患者の間に介在する健康保険制度の功罪についても再検討の余地がある。ましてや診察室の机上にコンピューターがでんと割り込んでしまった今日、患者の顔もよく見ない、脈も触れない医者が増えてしまった。しかし若い頃は「この患者は自分が助けた」と思っていた医師も、長い間の経験から、次第に「私が処置をし、神がこれを癒し給うた」と覚えるようになる。後者は近代外科の父と仰がれているフランスのA・パレが四〇〇年以上も前に言った金言（森岡恭彦東大名誉教授）であるが、若い人たちがこの境地に達するには時間がかかる。

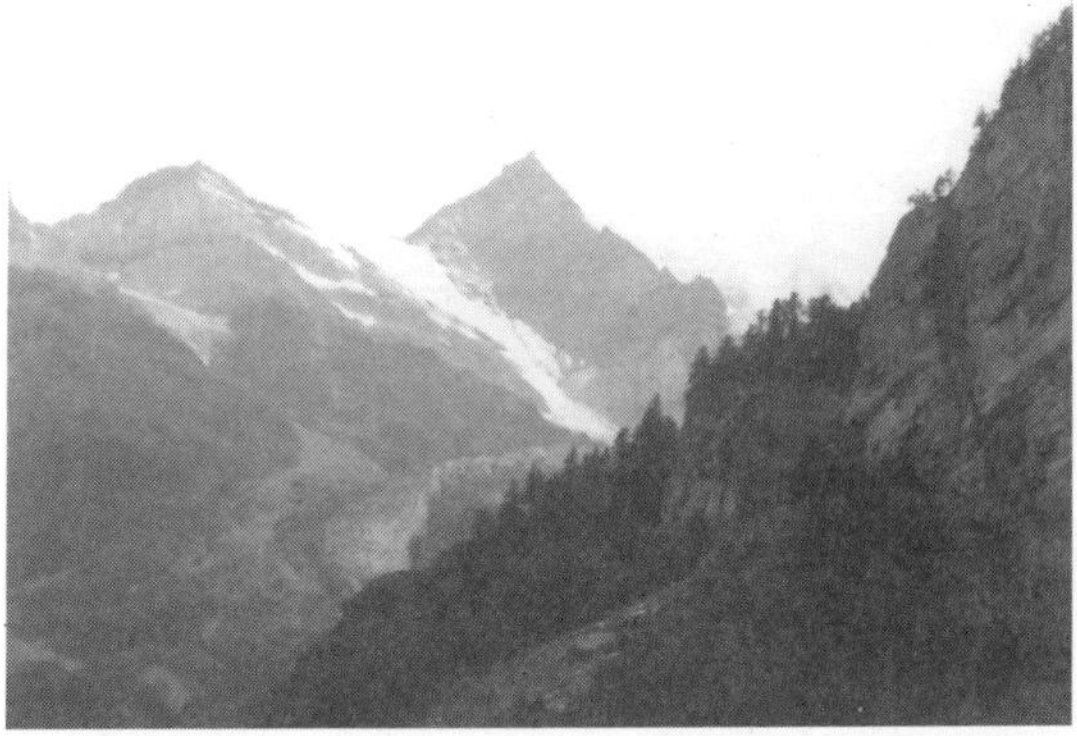
氷河急行の車窓からマッターホルンを仰ぐ

　私は幼少の頃から遠近を問わず未知の土地に出掛けることを好んだ。小学校でも中学校でもどちらかと言えば歴史より地理が得意であった。小学校の修学旅行でお伊勢参りに奈良・京都見物など、はじめて遠く関西に行った時の感激を、未だにはっきり覚えている。同様に、戦時中大学生になってから（昭和一八年末）、朝鮮（現在の北朝鮮）の新義州から満州国（現在の中国）の安東（丹東）まで鴨緑江の長い鉄橋を最徐行で渡ったとき、そして数日後に、厳寒の早朝ハルビンに着いて、朝靄の中から突然現れた荘厳なソフィスカヤ寺院を望んだとき、戦後間もなく、長い航海

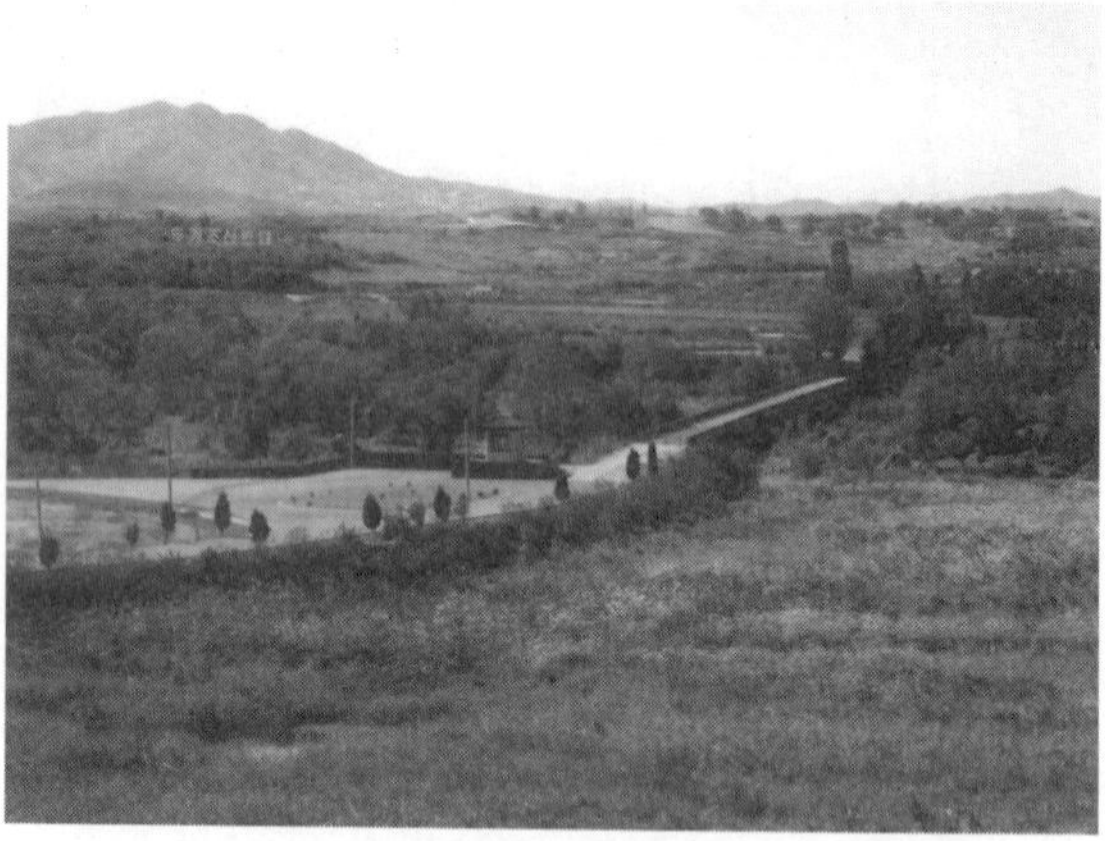

韓国と北朝鮮との間にかかる「帰らざる橋」を望む
（拙著「不帰の途」p.327を参照されたい）

のすえ、タンカーとして使っていた捕鯨母船（第二図南丸）のブリッジに立って、金門橋をくぐったとき、未だプロペラ機の時代に、民家の屋根をかすめて香港・九龍の啓徳機場に着陸したとき、長い海上の道をフロリダのキイ・ウエストまでドライブして、E・ヘミングウエイの書斎を訪れたとき、氷河急行の窓から目の前に聳えるマッターホルンを仰いだとき、チャーリー検問所からバスでベルリンの壁を越えて、おそるおそるソ連占領地区に入ったとき、非武装地帯の展望台から、「帰らざる橋」を越して北朝鮮領を望んだとき、などなど、今もなお忘れていない思い出がたくさんある。

趣味を聞かれれば、私はいつも「旅行と写真」と答えていたので、やはり旅が好きだったのであろう。長い間、超多忙の脳外科医や学部長・大学長の職についていたが、戦後の平和が回復するにつれて、関係する医学会が全国各地、世界各国で開かれるようになり、幸いにも仕事を主目的にしつつ、ついでに旅行の楽しみも味わうことができるようになった。そして近年の医学の急速な進歩や国際化とともに、学会も開催地もともに増え、勉強すればするほど、本業の合間をぬって旅に出る機会も増えた。このように戦中・戦後の長い鎖国状態から、漸く自由に海外の風物に接することが出来るようになったのは、すでに私が不惑に達し、ジェット機時代になってからなので、早くからグローバルな感覚を身につけているいまどきの若い人たちには到底及ばない。それでもパスポートをみると、およそ五〇の国や地域に出掛けていたことがわかる。

　医学にしても、旅行にしても、年をとってはじめてわかることが沢山ある。中学・高校時代に、教育の三大理想の一つである「東西文化の融合」を繰返してたたきこまれ、音楽の時間には当時の友邦ドイツはもちろん、英米を含めて主要国の国歌まで教えられた一医学徒とともに、読者にとってこの本が最近とみに元気のなくなった祖国の行方を考えるよりどころになれば、望外の喜びである。

竹内一夫

平成二二年六月　南青山の寓居にて

〈初出一覧〉

I　医学教育に望まれるもの

1　医学教育の行方……………………………（日本医事新報、一九八六年一月）
2　新教育方針にそって…………………………（杏林学園杏会報、一九八七年七月）
3　広い裾野……………………………………（脳神経外科、一九七五年二月）
4　大学教育は量ではなくて質………………（CLINIC magazine、一九九八年三月）
5　医学教育と生命倫理…………………（日本私立医科大学広報、一九九六年五月）
6　卒後教育に関する八章……………………（虎の門病院広報、一九七五年七月）
7　台北の同窓会………………………………（日本医事新報、一九九七年一月）
8　近況報告………………………………（日本医事新報、一九九三年一一月）
9　学位雑考………………………………（社杏ジャーナル、一九九四年）

II　医師を目指すには

10　地味に毎日の勉強を……………………（杏会だより、一九七六年七月）
11　〈インタビュー〉入試小論文について大学側の意向を探る……（医歯薬進学、一九九一年）

12　〈書評〉『最後の診断』A・ヘイリー著 ……（蛍雪メディカル、一九八二年一〇月）

13　Career Choice についての提言――臨床医学の立場から …（医学教育、一九八六年二月）

14　〈対談〉私の教育談義 ……（NHKラジオ第二放送「私の教育談義」、一九八五年三月一二日／ロアジール、一九八五年五月）

III　真の豊かさを求めて

◈ヨーロッパの旅から

15　早春のシチリア ……（日本医事新報、一九九三年七月）

16　シシリーの遺跡に立って ……（日本医師会雑誌、一九九四年一月）

17　ドイツの靴とフランスのパン ……（虎の門病院広報、一九六六年一月）

18　ギリシャの空と海 ……（日本医事新報、一九七四年一月）

19　ブダペスト再訪 ……（日本医事新報、一九九一年一月）

20　ヨーロッパ汽車の旅 ……（虎の門病院広報、一九六六年一〇月）

◈アメリカの旅から

21　テネシーの休日 ……（本、一九八七年七月）

22 はなみずきの下で……（いずみ、一九八八年五月）

23 バージニアの春……（日本医事新報、一九八七年七月）

24 史蹟と教育……（社杏ジャーナル、一九九二年）

25 晩秋の胡同……（日本医事新報、一九九三年一月）

◈アジア・オセアニアの旅から

26 胡同再訪……（日本医事新報、一九九六年一月）

27 またも胡同へ……（日本医事新報、一九九六年八月）

28 サラワクの七十時間……（窓、一九九一年一〇月）

29 ボルネオ管見……（日本医事新報、一九九一年八月）

30 昼下がりのロングハウス……（日本医事新報、一九九四年一月）

IV 異文化への旅

◈欧州篇

31 ほんとうのもてなし……（日本医事新報、一九七四年八月）

32 旅と言葉……（虎の門病院広報、一九六六年五月）

33 さいはてのヨーロッパ……（日本医事新報、一九九四年七月）
34 ヨーロッパのたべもの……（虎の門病院広報、一九六六年一二月）
35 ロッホ・ローモンド……（日本医事新報、一九八五年八月）
36 ペーパーナイフ……（日本医事新報、二〇〇〇年一月）
37 人名の道路表示……（日本医事新報、一九九五年一月）
38 病院の門……（病院、一九六七年五月）
39 消えた郵便物……（日本医事新報、一九八八年一月）
40 ローマで九五パーセント信用した男に……（虎の門病院広報、一九六六年四月）

◆亜細亜・太平洋篇

41 武漢のメーデー……（日本医事新報、一九九二年七月）
42 海外の中華料理……（日本医事新報、一九九〇年一月）
43 荘家のドリアン・パーティ……（日本医事新報、一九九五年七月）
44 オーストラリアン・ハズバンド……（連合会だより、一九六七年七月）
45 南十字星からミニスカートまで……（虎の門病院広報、一九六七年七月）
46 北太平洋にて……（虎の門病院広報、一九六一年五月）

V　おりおりの社会問題

◈学生時代

47　北満開拓地の冬季健康調査……（イアトロス、一九八五年九月）

48　広　島……（陽鳥、一九四六年九月）

◈昭和時代

49　夏休みと公害……（日本医事新報、一九七三年七月）

◈平成時代

50　元禄は遠くなりにけり……（日本医事新報、一九九九年一月）

51　情報化時代に思う……（社杏ジャーナル、一九九六年）

52　研究と環境……（日本医事新報、二〇〇三年七月）

53　無事是貴人……（社杏ジャーナル、一九九五年）

〈著者紹介〉

竹 内 一 夫（たけうち かずお）

大正12年　東京都生まれ
昭和21年　東京帝国大学医学部卒業
昭和32年　東京大学講師　脳神経外科外来医長
昭和33年　虎の門病院脳神経外科部長
昭和48年　杏林大学教授
昭和58年　杏林大学医学部長
昭和61年　日本脳神経外科学会会長
昭和63年　杏林大学学長
平成３年　紫綬褒章
平成５年　日本医師会最高優功賞
平成10年　杏林大学名誉教授
　同　年　勲二等瑞宝章

〈主要著書〉

『脳死とは何か〈改訂新版〉』（ブルーバックス）
　（講談社，2004年）
『不帰の途 ── 脳死をめぐって』（信山社，2010年）
　その他多数

回《かい》帰《き》の旅《たび》 ── 一医学徒の世界

2010（平成22）年８月25日　第１版第１刷発行

著　者　竹　内　一　夫
発行者　今　井　　貴
発行所　信山社出版株式会社
〒113-0033　東京都文京区本郷6-2-9-102
TEL　03-3818-1019　FAX　03-3818-0344

印刷・製本／東洋印刷・大三製本
ISBN978-4-7972-6031-1 C0047
6031-012-010-020，p272
NDC 分類490.000．随筆・医学

竹内一夫　著

不帰の途―脳死をめぐって

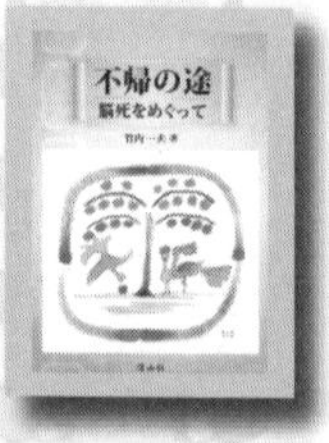

上製・432頁　本体3,200円（税別）　978-4-7972-6030-4C3332

わが国の「脳死」判定基準を定めた著者の著者の“心”とは

医療、生命倫理、法律などに関わる方々必読の書。 日本の脳死判定基準を定めた著者が、いかなる考えや経験をもち、「脳死」議論の最先端の途を歩んできたのか、分かり易く語る。他分野の専門家との対談なども掲載した、今後の日本の「脳死」議論に欠かせない待望の書籍。学問領域を超え、普遍的な価値を持つ著者の“心”を凝縮した1冊。

◆目　次◆

〔装丁画：宮城まり子〕

信山社